病理学 きほんノート

北海道医療大学 教授
小林正伸 著

南山堂

序

　私は，20年以上にわたって看護学科の学生たちに病理学を教えてきた．「わかりやすく」，「興味を持ってもらえるように」，「重要な事項をそうでないものと区別しやすく」が教える際のモットーである．

　私自身が教えられた病理学は，膨大な数の病気について，それぞれ説明がされており，どれが重要なのかを理解することが難しかった．こうした経験を踏まえ，興味を持って病気の発症メカニズムを学んでもらうためには，わかりやすく病気を説明し，しかも重要な事項をコンパクトに説明するような教科書を作りたいと長い間考えてきた．その希望がかなって，『なるほどなっとく！病理学』という教科書を南山堂から出版することができた．

　この教科書を使って2年間にわたり教えてきたが，意外にも多くの学生から思ってもみなかった質問をされた．「どうやって勉強したらいいのですか」，「テスト対策はどうやって勉強したらいいんですか」という学生を前にして，私ははたと困った．自分の高校生時代や大学生時代の勉強方法を思い返そうとしたが，遥かに昔のことで確かな方法を思い出すことはできなかった．ただ，かすかに覚えていたのは，大学受験用の問題集があったなということであった．また，看護学科の学生たちに講義のたびに小テストをしていたことと，試験用の練習問題をホームページに公開していたことも思い出した．教えたことを復習してもらうためには，何度も問題を解いて，自分のノートを作るしかないというのが結論であった．

　『病理学きほんノート』は，まさに復習のための学習教材であり，問題を解くことによって重要な医学用語を覚えることができる．また，まとめ問題は，そのまま要点をまとめたノートにもなる．

　教科書と問題集で，病気の発症メカニズムを理解できるようになると確信している．多くの学生が，この問題集を使って病理学を勉強してもらえれば幸いである．

2018年6月

小 林 正 伸

contents

問題編もくじ

1章	細胞の異常	……………………………………	1
2章	先天異常	……………………………………	15
3章	循環障害	……………………………………	27
4章	代謝異常	……………………………………	41
5章	老　化	……………………………………	55
6章	感染と感染症	……………………………………	63
7章	免疫と免疫異常	……………………………………	75
8章	炎　症	……………………………………	89
9章	腫　瘍	……………………………………	99

別冊【解答・解説編もくじ】

1章	細胞の異常	……………………………………	1
2章	先天異常	……………………………………	3
3章	循環障害	……………………………………	5
4章	代謝異常	……………………………………	7
5章	老化	……………………………………	10
6章	感染と感染症	……………………………………	11
7章	免疫と免疫異常	……………………………………	13
8章	炎症	……………………………………	15
9章	腫瘍	……………………………………	17

第1章 細胞の異常

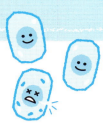

✱ おさえておきたい細胞の異常

Memo

問1 細胞核の中でタンパクの設計図でもある遺伝情報を伝えている物質は何というか

（　　　　　　　　　　　　　　）

問2 細胞質で様々な機能を果たしている構造物を何というか

（　　　　　　　　　　　　　　）

問3 細胞質でエネルギー産生を担当しているのは何というか

（　　　　　　　　　　　　　　）

問4 細胞膜は特殊な構造をしているが，その構造を何というか

（　　　　　　　　　　　　　　）

問5 誤っているのはどれか

（　）1．細胞は細胞膜に囲まれた細胞質と核から成り立っている

（　）2．エネルギー産生は粗面小胞体がになっている

（　）3．ヒトの体は約60兆個の細胞からできている

問6 正しいのはどれか

（　）1．細胞核には44本の常染色体と2本の性染色体がある

（　）2．1個の細胞内には約3億塩基対の長さのデオキシリボ核酸（DNA）がある

（　）3．DNAには約3000個の遺伝子がある

問7 誤っているのはどれか

（　）1．核は核膜によって囲まれている

（　）2．DNAがヒストンというタンパクに巻き付いた棒状の塊が染色体である

（　）3．染色体は分裂期になると見えなくなる

1

第1章 細胞の異常

Memo

問 8　正しいのはどれか

（　）1. 細胞膜は脂質二重膜からできており，水溶液が膜を通過する

（　）2. 細胞膜にはさまざまな物質を通過させるタンパクが貫通している

（　）3. 膜タンパクを通じて物質は細胞内外を自由に行き来できる

問 9　細胞が毒物への曝露などに予備能で対応できなくなった時の反応を何というか

（　　　　　　　　　　　　　　　　　　　　　　）

問 10　不可逆性の傷害を受けた時の細胞の反応を何というか

（　　　　　　　　　　　　　　　　　　　　　　）

問 11　予備能で対応した時に臓器や組織の容積が減少することを何というか

（　　　　　　　　　　　　　　　　　　　　　　）

問 12　予備能で対応した時に臓器や組織の容積が増大することを何というか

（　　　　　　　　　　　　　　　　　　　　　　）

問 13　予備能で対応した時に臓器や組織の細胞数が増加することを何というか

（　　　　　　　　　　　　　　　　　　　　　　）

問 14　細胞傷害によって細胞内に異常な物質が蓄積することを何というか

（　　　　　　　　　　　　　　　　　　　　　　）

問 15　血液中のカルシウム濃度が増加すると腎や肺にカルシウムが沈着しやすくなる．このカルシウム沈着を何というか

（　　　　　　　　　　　　　　　　　　　　　　）

＊おさえておきたい細胞の異常

Memo

問16 損傷部位にカルシウムが沈着することを何というか

（　　　　　　　　　　　　　　　　）

問17 再生の過程で別の分化した細胞に変化することを何というか

（　　　　　　　　　　　　　　　　）

問18 細胞膜の中にあり，糖やアミノ酸，電解質などの輸送を担っているものは何か

（　　　　　　　　　　　　　　　　）

問19 血管の閉塞による動脈血供給の途絶などの外的要因による細胞死を何というか

（　　　　　　　　　　　　　　　　）

問20 老化した細胞は最終的に細胞死するが，この細胞死を何というか

（　　　　　　　　　　　　　　　　）

問21 誤っているのはどれか

（　　）1. 低酸素状態になっても，短時間であれば細胞の予備能で適応できる場合がある

（　　）2. 無酸素状態下におかれると細胞は予備能で適応できないこともある

（　　）3. 毒物に暴露されると適応できずに必ず細胞死する

問22 誤っているのはどれか

（　　）1. 毒物は細胞傷害をもたらすが，これを中毒性傷害と呼ぶ

（　　）2. ウイルス感染は細胞障害をもたらすが，これを感染性傷害と呼ぶ

（　　）3. 酸素欠乏は細胞傷害をもたらすが，これを物理的傷害と呼ぶ

第1章 細胞の異常

Memo

問 23　正しいのはどれか

( )　1.　慢性胃炎では胃粘膜の一部が腸上皮化生を起こす

( )　2.　喫煙は気管支上皮の腺上皮化生を増加させる

( )　3.　慢性腸炎では腸粘膜の一部が胃上皮化生を起こす

問 24　誤っているのはどれか

( )　1.　毒素の曝露があっても，予備能によって何ら変化が ない場合もある

( )　2.　無重力下で生活しても筋肉の変化は認められない

( )　3.　加齢に伴って筋組織の萎縮が起こるが，運動の継続 によって回復することもある

問 25　誤っているのはどれか

( )　1.　副腎皮質ホルモン(ステロイド)の長期投与でも副腎 には影響はない

( )　2.　大腿骨骨折して入院すると，足の筋肉の萎縮が起こ る

( )　3.　飢餓状態にある難民の子供の手足の筋肉は萎縮する

問 26　正しいのはどれか

( )　1.　筋萎縮性側索硬化症では著明な筋萎縮が認められる

( )　2.　拡張型心筋症では心筋肥大によって心臓が拡張して いる

( )　3.　胃ポリープには過形成性ポリープはない

問 27　正しいのはどれか

( )　1.　カルシウムの血中濃度が高くなると，腎臓などにカ ルシウムが沈着することがある

( )　2.　異栄養性石灰化は血中カルシウム上昇に伴うカルシ ウム沈着を指す

( )　3.　脂肪肝とは，肝細胞内コレステロールの沈着を指す

＊おさえておきたい細胞の異常

Memo

問28 誤っているのはどれか

( ) 1. 高血圧症では心肥大を認める場合がある

( ) 2. 加齢に伴い前立腺肥大が起こる場合がある

( ) 3. 高血圧症では血管内皮細胞の肥大によって動脈硬化症になりやすい

問29 誤っているのはどれか

( ) 1. 細胞傷害によって細胞内に異常な物質の蓄積が起こることを変性と呼ぶ

( ) 2. 酸素欠乏や中毒によって細胞膜の輸送タンパクが傷害されると細胞内水分が増加することがある. これを細胞水腫と呼ぶ

( ) 3. アルコール中毒では，肝細胞内にコレステロールが沈着する

問30 正しいのはどれか

( ) 1. 変性は不可逆的な変化である

( ) 2. 損傷した部位へのカルシウム沈着を異栄養性石灰化と呼ぶ

( ) 3. 細胞内への脂肪沈着は，ミトコンドリアのエネルギー代謝の阻害が原因である

問31 正しいのはどれか

( ) 1. 肝炎ウイルスの感染による急性肝炎は肝細胞の壊死による

( ) 2. 抗がん剤による細胞死はネクローシスによる

( ) 3. 心筋梗塞を引き起こすのは心筋細胞の集団的な壊死（ネクローシス）による

問32 誤っているのはどれか

( ) 1. アポトーシスでは，炎症反応がない

( ) 2. 抗がん剤による細胞死はアポトーシスによるものではない

( ) 3. オタマジャクシがカエルになる際のしっぽの消失はアポトーシスによる

第1章 細胞の異常

Memo

問 33 老化した細胞が死に，新しい細胞に置き換わることを細胞の何というか

（　　　　　　　　　　　　　　　　　）

問 34 正常な細胞の分裂回数には限界があり，この限界を発見した人の名前にちなんで何というか

（　　　　　　　　　　　　　　　　　）

問 35 染色体の末端に存在して，細胞分裂の回数を限定している核酸配列を何というか

（　　　　　　　　　　　　　　　　　）

問 36 造血器などの臓器において，老化して死んでいく細胞に変わって新しい細胞を生み出し続ける細胞を何というか

（　　　　　　　　　　　　　　　　　）

問 37 正常な細胞の増殖を刺激する因子を何というか

（　　　　　　　　　　　　　　　　　）

問 38 組織が欠損した時に元どおりに戻そうとすることを何というか

（　　　　　　　　　　　　　　　　　）

問 39 外傷などによる組織の欠損を何というか

（　　　　　　　　　　　　　　　　　）

問 40 誤っているのはどれか

（　　）1. 赤血球には寿命があって，およそ 30 日である

（　　）2. 血液細胞は 1 日でおよそ 1000 億個の細胞が死んでいる

（　　）3. 体全体では 1 日でおよそ 3000 億個の細胞が死んでいる

＊おさえておきたい細胞の異常

Memo

問41 誤っているのはどれか

（　）1. 細胞の老化にはDNAの損傷などが蓄積して起こる
ことも原因の一つである
（　）2. 正常な細胞は老化しても死ぬことはない
（　）3. 細胞の老化は遺伝的にプログラムされているとする
仮説もある

問42 正しいのはどれか

（　）1. 高齢者と若年者の正常な細胞の分裂回数に差はない
（　）2. 正常な細胞の分裂回数には限界がある
（　）3. テロメアが染色体の末端に存在し，テロメアの延長
が分裂回数の限界に関与する

問43 正しいのはどれか

（　）1. 老化した細胞にはDNA損傷や機能しないタンパク
などが蓄積している
（　）2. がん細胞はテロメラーゼというテロメアを短縮させ
る酵素を持っている
（　）3. 老化した細胞はネクローシスで死んでいく

問44 誤っているのはどれか

（　）1. 受精卵細胞は，体のすべての細胞に分化する多分化
能を有している
（　）2. 受精卵細胞の染色体は23本である
（　）3. 受精卵細胞は受精卵の元になる卵細胞を作る自己複
製能を持っている

問45 正しいのはどれか

（　）1. 造血幹細胞は骨髄にのみ存在する
（　）2. 臓器には多能性幹細胞が存在する
（　）3. 受精卵細胞は体全体を作る能力を持ち，全能性幹細
胞と呼ばれる

第1章 細胞の異常

Memo

問 46 誤っているのはどれか

( ) 1. 正常細胞の増殖は増殖因子によって刺激される
( ) 2. 増殖因子は一定濃度で産生されている
( ) 3. 増殖因子は細胞表面の増殖因子受容体に結合して増殖を刺激する

問 47 誤っているのはどれか

( ) 1. 上皮細胞増殖因子は上皮細胞表面の上皮細胞増殖因子受容体に結合する
( ) 2. 組織障害で多種類の細胞が障害されると，多種類の細胞の増殖を刺激する因子が多数産生される
( ) 3. ある特定の増殖因子受容体は，多くの異なる細胞に幅広く存在している

問 48 正しいのはどれか

( ) 1. 心筋梗塞で心筋細胞が壊死すると，心筋細胞が再生してくる
( ) 2. 中枢神経細胞は再生しない
( ) 3. 骨格筋の筋肉細胞は再生能力が高い

問 49 誤っているのはどれか

( ) 1. 人体は多種類の細胞からなる多種類の臓器が集まってできている
( ) 2. 脳という臓器は神経細胞だけで成り立っている
( ) 3. 胃という臓器は粘膜上皮細胞，線維芽細胞，筋肉細胞など多種類の細胞からできている

問 50 誤っているのはどれか

( ) 1. 肝炎ウイルスは多種類の臓器の細胞に感染するが，肝臓だけで病気を発症させる
( ) 2. 胃の粘膜細胞は粘液によって胃酸と直接接触しないようになっている
( ) 3. ピロリ菌感染は粘液層を破壊するため，胃炎や胃潰瘍を発症させる

✳ 細胞の異常のまとめ

✳ 細胞の異常のまとめ

問 1 **細胞の構造について**

人体の最小単位は細胞で，約① ＿＿＿ 個の細胞からできている．細胞の構造はほぼすべての動物細胞に共通しており，② ＿＿＿ に囲まれた細胞質とその中の③ ＿＿ から成り立っている．細胞質には，エネルギー産生やタンパク合成など細胞の生存に必須の働きを行っている④ ＿＿＿＿ が存在しているそれは，エネルギーの産生をしている⑤ ＿＿＿＿＿，タンパク合成の場である⑥ ＿＿＿＿，リン脂質，脂肪酸の合成の場である⑦ ＿＿＿＿ などである．

問 2 **細胞核の中の構造について**

核膜によって囲まれた核には，① ＿＿＿＿＿＿（Deoxyribonucleic acid; DNA）が② ＿＿＿ というタンパクに巻き付いた棒状の塊が存在する．それは，通常核の中でほどけた状態にあるため形がはっきりしない状態である．しかし，分裂期には棒状のはっきりとした形をとるようになり，染めると見えるようになる．③ ＿＿＿ という名前が付けられた．

問 3 **DNAと遺伝子について**

DNAは，デオキシリボースという糖を含む① ＿＿＿ のことを指している．DNAがリン酸を介して鎖状につながり② ＿＿＿＿＿ となり，2本の鎖同士が塩基を介して結合して2重のらせん構造をとる．1組23本の染色体におけるヒトの③ ＿＿＿＿＿ は核酸が④ ＿＿＿ 個つらなった長さがあり，その中には約⑤ ＿＿ 個の遺伝子が存在する．遺伝子とはタンパクの⑥ ＿＿＿＿ を示した設計図で，生体内にあるタンパクは，この遺伝子（設計図）をもとに作られている．遺伝子は，DNA全体のすべてを占めているわけではなく，DNA全体の数%程度にすぎないとされている．

第1章 細胞の異常

問4　細胞膜について

細胞膜は①＿＿＿＿＿＿からできており，水様性の物質（糖やアミノ酸や電解質など）が行き来するためには特別の出入り口を使わなければならない．どのような物質でも細胞内外に自由に出入りできるわけではない．また，不要なものを細胞外に排出する場合は，エネルギーを使って②＿＿＿＿に行う必要がある．そのために，細胞膜の中には各種の③＿＿＿＿＿が埋め込まれており，糖，アミノ酸，電解質などの輸送を担っている．細胞は，①＿＿＿＿＿＿である細胞膜によって1個の独立した生命体として外界と区切られており，細胞外より細胞質に④＿＿＿＿＿などを用いて酸素と栄養を取り入れ，⑤＿＿＿＿＿＿によってエネルギーを産生している．

問5　細胞傷害に対する細胞の反応について

細胞の正常な営みをストップさせるような状況，例えば低酸素血症，毒物・化学物質の曝露，感染などが生じた時，細胞は刺激の程度に応じて3段階の反応を見せる．細胞に十分な予備能があれば，どのような状況下に置かれても危機を乗り越えることができる．これを①＿＿＿＿＿と呼んでいる．予備能が十分にあれば肉眼的には何ら異常な形態をもたらすことなくやりすごすことができるが，時には傷害刺激を乗り越えるために形態的に正常とは明らかに違う形態変化を見せる場合もある．②＿＿＿＿とは，正常の大きさに成長した臓器や組織の容積が減少することを指す．これの反対に細胞容積を増加させるような反応を③＿＿＿＿と呼んでいる．組織や臓器の容積が増大する場合，細胞数が増加する場合があり，これを④＿＿＿＿と呼ぶ．
しかし予備能が不足している場合には，細胞は⑤＿＿＿＿＿から次第に⑥＿＿＿＿＿＿に至り，最終的には死んでしまう．

＊細胞の異常のまとめ

問6 十分な予備能がない場合の細胞障害について

細胞は，古くなったタンパクなどを新しいものと取り替える①＿＿＿＿を常に行っている．しかし，細胞が傷害を受けると，機能が低下し，細胞内に脂肪，タンパク，糖質などが蓄積することになる．細胞内に異常な物質の蓄積が起こることを②＿＿＿＿と呼び，可逆的な変化とされている．細胞内水分が増加する③＿＿＿＿は，酸素欠乏や中毒などで細胞膜の④＿＿＿＿＿＿＿＿＿＿の機能が障害され，水，ナトリウムイオンが細胞内に流入することによって起こる．⑤＿＿＿＿は，酸素欠乏やアルコールの大量摂取などで，細胞質内に⑥＿＿＿＿が多数出現した状態を指す．血液中のカルシウム濃度が高くなると，腎や肺にカルシウムが沈着しやすくなる．このカルシウム沈着を⑦＿＿＿＿＿＿と呼んでいる．一方カルシウム濃度が高くなくても，損傷を受けた部位などにカルシウムが沈着することがある．これを⑧＿＿＿＿＿＿＿＿と呼んでいる．⑨＿＿＿とは，一度分化した細胞が，再生過程で別の分化した細胞に変化することを指す．例えば，慢性気管支炎によって気道粘膜の線毛上皮細胞が脱落し，再生を繰り返すうちに，⑩＿＿＿＿＿＿に置き換わることがある．

問7 細胞死について

血管の突然の閉塞によって，その先の心筋組織や脳組織の一部が細胞傷害を受けて死亡する．その病理学的な組織像を①＿＿＿（細胞集団としての組織の死）と呼んでいる．その原因となる個々の細胞の死を②＿＿＿＿＿と呼び，唯一の細胞死のメカニズムと考えられてきた．しかしながら，1972年に③＿＿＿＿＿という細胞死メカニズムが提唱されて以来，生体内で観察される多くの細胞の死は，主にこの二つのタイプの細胞死によると考えられている．

問8 細胞の老化の説について

ヒトの体を構成している細胞でも，いずれは①＿＿＿して死んでしまう．このメカニズムとしては，古くから二つの仮説がある．一つ目は細胞分裂の際に生じるエラーの蓄積や外界からのストレスにより誘導されるDNAの損害の蓄積のために起こるとする説②＿＿＿＿＿で，二つ目は，受精卵から体細胞へと分化した時に作動する遺伝的プログラミングによって運命的に決められているとする仮説③＿＿＿＿＿＿＿である．

第1章 細胞の異常

問9 | 正常細胞の寿命について

ヘイフリックは，胎児の線維芽細胞を培養したところ，50数回分裂したところで①＿＿＿＿した細胞のように不可逆的な②＿＿＿＿＿＿＿＿状態に入り，その後③＿＿＿＿することを見出した．その後さまざまな臓器から得られた細胞を培養すると由来臓器に固有な分裂回数で増殖を停止すること，年齢の高いヒトからの細胞は④＿＿＿＿＿＿回数が少ないこと等が証明され，正常の細胞には⑤＿＿＿＿のあることが明瞭に示され，これを「ヘイフリックの⑥＿＿＿＿」という．細胞の寿命を決めるメカニズムとして，染色体の末端に存在するGGTGAGの繰り返し配列である⑦＿＿＿＿＿＿が注目されている．これは染色体の末端を守る構造で，分裂のたびに⑧＿＿＿＿なっていく．一定程度以下の長さになると，分裂がストップすることから，寿命を決める時計として働いていると考えられるようになった．無限に増殖できるがん細胞では⑨＿＿＿＿＿＿＿＿という酵素活性を持っていることが明らかにされた．この⑦＿＿＿＿＿の短縮こそ受精卵から体細胞への分化時に作動する⑩＿＿＿＿＿＿＿＿そのものと考えられている．

問10 | 幹細胞について

私たちの体は，1個の受精卵から各種の臓器が生み出されている．同時に次の世代を生み出す卵細胞や精子が生体内に作られる．この卵子と精子から次の世代の体を作る受精卵が形成され，次世代の体が形成される．このように受精卵は，すべての細胞へ分化する能力①＿＿＿＿＿を備え，しかも受精卵の元になるような卵細胞を自己再生できる能力②＿＿＿＿＿＿を保持しており，生体の大元という意味で③＿＿＿＿＿＿＿＿と呼ばれている．生体の臓器の中でも，造血組織や腸管では激しい勢いで古くなった細胞が新しく誕生した細胞で置き換えられている．これらの臓器においては，④＿＿＿＿＿＿と呼ばれる増殖の元になる細胞が存在していると考えられている．例えば骨髄の⑤＿＿＿＿＿＿が，毎日失われる白血球，赤血球，血小板のかわりを埋めるべく1000億個もの細胞を生み出している．大腸の粘膜細胞も同様に④＿＿＿＿＿＿によって新しく生み出される粘膜細胞に置き換わって維持されている．

＊細胞の異常のまとめ

問 11　組織の再生について

組織が何らかの原因で欠損した時に，なくなった組織を元通りに戻そうとすることを再生と呼ぶ．造血組織，皮膚組織，消化管粘膜などで起こっている①＿＿＿＿＿＿は，まさにこの再生であり，②＿＿＿＿＿と呼ばれる．②＿＿＿＿＿の場合には完全に組織が再生されるが，病的状態での組織の欠損は完全には再生されず，③＿＿＿＿＿となることが多い．指をナイフで傷つけたとしても，時間がたてば傷は閉じて，いずれ修復される．手術で切開した傷も，1週間後の抜糸後には再び開かないように傷は修復されて癒合している．ただし傷跡は一部引きつれたように変形して癒合していることが多い．再生する能力は，ヒトのような高等動物よりも下等動物の方が高い．④＿＿＿＿＿の差は，組織や臓器の違いにも認められ，組織の分化度が高いほど低く，分化度の⑤＿＿＿組織ほど高い．

問 12　人体の多層構造について

人体は約①＿＿＿＿個の細胞からできている．しかも，同じ種類の細胞から構成されているのではなく，胃酸や胃液を分泌する胃の粘膜細胞やアルブミンを合成する肝細胞のように，ある特殊な機能だけを持った多くの種類の細胞から構成されている．人体はさまざまに②＿＿＿＿＿した細胞からなる多くの臓器の集合体であり，これらの臓器が有効に働くためには，さまざまな機能を持った細胞が必要である．例えば胃においては，胃酸の分泌やタンパク分解酵素の分泌が重要な働きとなり，③＿＿＿＿＿＿が最も重要な働きをしている．しかし，この細胞に栄養を送るための血管も必要になるし，構造的に支える組織も必要になる．そのために④＿＿＿＿＿と呼ばれる組織が存在する．この組織には，⑤＿＿＿＿＿，マクロファージ，肥満細胞といった多くの細胞が存在し，血液を供給するための毛細血管も存在し，細胞外液や⑥＿＿＿＿＿などのタンパク成分が細胞間隙に存在している．また胃を動かすために⑦＿＿＿＿＿が存在する．臓器を動かし，臓器の状態を認知するためには⑧＿＿＿＿＿も必要となる．

13

第2章 先天異常

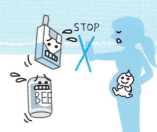

＊おさえておきたい先天異常

Memo

問1 卵子や精子の染色体数は体細胞の染色体の半分になる．この現象を何というか
（　　　　　　　　　　　　　　）

問2 遺伝子とは何の設計図か
（　　　　　　　　　　　　　　）

問3 皮膚の色，髪の毛の色，血液型などの外見的な特徴や性質を何というか
（　　　　　　　　　　　　　　）

問4 父と母から1個ずつもらうタンパク合成の二つの設計図を何というか
（　　　　　　　　　　　　　　）

問5 父と母から1個ずつもらう二つの遺伝子の組み合わせを何というか
（　　　　　　　　　　　　　　）

問6 血液型遺伝子の組み合わせがAOの場合血液型がAになる．AはOに対して何遺伝子というか
（　　　　　　　　　　　　　　）

問7 血液型遺伝子の組み合わせがAOの場合血液型がAになる．OはAに対して何遺伝子というか
（　　　　　　　　　　　　　　）

問8 身長や知能など質的違いではなく，長さや高さなど連続して変化する形質を何というか
（　　　　　　　　　　　　　　）

第2章 先天異常

Memo

問9　正しいのはどれか

（　）1. 男性は44本の常染色体とＸ染色体とＹ染色体を有する

（　）2. 卵子は22本の常染色体とＹ染色体を持っている

（　）3. 精子は22本の常染色体とＸ染色体を持っている

問10　誤っているのはどれか

（　）1. 子は父母から遺伝子を1セットずつ受け継ぐ

（　）2. 同じ遺伝子の母親由来と父親由来の遺伝子どちらも必ずタンパクを作る

（　）3. 同じ遺伝子の母親由来と父親由来の遺伝子どちらかのみがタンパクを作る場合がある

問11　誤っているのはどれか

（　）1. 髪の毛の色，皮膚の色などの外見的な特徴や性質を形質と呼ぶ

（　）2. 形質は一つの遺伝子によって決まる

（　）3. ABO血液型はメンデルの法則に従って決まる

問12　誤っているのはどれか

（　）1. 形質は必ずしも一つの遺伝子で決まるわけではない

（　）2. ABO血液型はABO血液型遺伝子という一つの遺伝子の組み合わせによって決まる

（　）3. 知能は一つの遺伝子によって決まる

問13　誤っているのはどれか

（　）1. 血液型遺伝子のAはOに対して優性である

（　）2. 血液型遺伝子のOはBに対して劣性である

（　）3. 遺伝子型AOはO型になる

問14　正しいのはどれか

（　）1. 目の色の青色は黒色に対して優性である

（　）2. 青色になる遺伝子一つあれば，目の色は青色になる

（　）3. 目の色が青色になる形質はメンデル遺伝する

＊おさえておきたい先天異常

Memo

問 15 誤っているのはどれか

( )　1．身長などの量的形質は多数の遺伝子によって決められる

( )　2．皮膚の色は一つの遺伝子によって決まる

( )　3．一つの遺伝子によって決まる形質の遺伝様式はメンデルの法則に従う

問 16 形態的・機能的違いが平均値から離れて異常と容易に判断されるものを何というか

(　　　　　　　　　　　　　　　　　　　　　　)

問 17 出生前に羊水検査などで胎児の染色体異常などを検査することを何というか

(　　　　　　　　　　　　　　　　　　　　　　)

問 18 先天異常を起こす要因として，遺伝要因ともう一つは何というか

(　　　　　　　　　　　　　　　　　　　　　　)

問 19 胎児の重要臓器が形成される時期を何というか

(　　　　　　　　　　　　　　　　　　　　　　)

問 20 胎児の重要臓器が形成される時期は妊娠何週目を指すのか

(　　　　　　　　　　　　　　　　　　　　　　)

問 21 胎児に奇形を起こさせる風疹ウイルスなどの因子を何というか

(　　　　　　　　　　　　　　　　　　　　　　)

問 22 先天異常の中で形態的異常を特に何というか

(　　　　　　　　　　　　　　　　　　　　　　)

第2章 先天異常

Memo

問 23 誤っているのはどれか

( )1. 先天異常とは出生時に認められる形態的・機能的異常のことをいう

( )2. 出生前診断とは出生前に染色体の異常や遺伝子異常を調べることを指す

( )3. 親から子へ先天異常は必ず遺伝する

問 24 正しいのはどれか

( )1. 妊娠8～12週目に風疹ウイルスに感染すると先天異常の子が誕生する可能性がある

( )2. 妊娠中に放射線を浴びると先天異常の子が誕生する可能性がある

( )3. 妊娠初期でも薬の服用は問題ない

問 25 誤っているのはどれか

( )1. 先天異常の原因で最も多いのは原因不明である

( )2. 染色体異常が2番目に多い原因である

( )3. 遺伝子の異常が15～20％くらいある

問 26 誤っているのはどれか

( )1. 風疹の感染は先天異常の原因になりうる

( )2. 薬剤による先天異常の割合は多くない

( )3. 母親のアルコール依存症は先天異常の原因にはならない

問 27 正しいのはどれか

( )1. 先天異常としては心房中隔欠損症が最も多い

( )2. ダウン症は22トリソミーが原因である

( )3. 口唇・口蓋裂は高頻度に認められる先天異常である

問 28 誤っているのはどれか

( )1. 日本における先天異常の発生率は2％前後である

( )2. 先天異常としては心臓の異常が最も多い

( )3. 日本ではダウン症候群の発生率が低下している

*おさえておきたい先天異常

Memo

問 29 ダウン症候群の遺伝子異常は何が多いか

（　　　　　　　　　　　　　　　　　）

問 30 クラインフェルター症候群の代表的染色体核型は

（　　　　　　　　　　　　　　　　　）

問 31 クラインフェルター症候群の性器の発達は女性型か男性型か

（　　　　　　　　　　　　　　　　　）

問 32 ターナー症候群の染色体核型は

（　　　　　　　　　　　　　　　　　）

問 33 ターナー症候群の性器の発達は女性型か男性型か

（　　　　　　　　　　　　　　　　　）

問 34 異常な遺伝子を1個持っているのに，異常な形質を表わさない人のことを何というか

（　　　　　　　　　　　　　　　　　）

問 35 常染色体性優性遺伝する疾患で，レックリングハウゼン病とも呼ばれる疾患は何か

（　　　　　　　　　　　　　　　　　）

問 36 常染色体性優性遺伝で片方の親が優性遺伝子を1個持っている場合の子の発症確率は何%か

（　　　　　　　　　　　　　　　　　）

問 37 常染色体性劣性遺伝する疾患はどれか

（　　）1．フェニルケトン尿症
（　　）2．血友病
（　　）3．色素失調症

問 38 常染色体性劣性遺伝で両親が保因者である場合の子の発症確率は何%か

（　　　　　　　　　　　　　　　　　）

第2章 先天異常

Memo

問 39 両親ともにフェニルケトン尿症ではないにもかかわらず，フェニルケトン尿症の子が生まれる可能性の有無は

（　　　　　　　　　　　　　　　　　　）

問 40 X染色体連鎖劣性遺伝する疾患をあげよ

（　）1. フェニルケトン尿症

（　）2. 血友病

（　）3. 多嚢胞性嚢胞腎

問 41 X染色体連鎖劣性遺伝する疾患は主に男性，女性のどちらに発症するか

（　　　　　　　　　　　　　　　　　　）

問 42 両親ともに血友病ではないにもかかわらず血友病の子が生まれる可能性はあるか

（　　　　　　　　　　　　　　　　　　）

問 43 無肢症，アザラシ肢症などの先天異常をもたらす催眠鎮静剤の薬剤名は何というか

（　　　　　　　　　　　　　　　　　　）

問 44 誤っているのはどれか

（　）1. 染色体の異常は常染色体の数の異常と性染色体の数の異常の二つに分けられる

（　）2. クラインフェルター症候群の核型は47XYYである

（　）3. ターナー症候群はX染色体の欠如によって生じ，45Xという染色体核型を示す

問 45 正しいのはどれか

（　）1. クラインフェルター症候群の性器の発達は女性型である

（　）2. ターナー症候群の性器の発達は男性型である

（　）3. ダウン症の染色体異常は21番染色体のトリソミーが多い

＊おさえておきたい先天異常

Memo

問 46　誤っているのはどれか

（　）1.　常染色体優性遺伝では，両親のどちらかが必ず病気である

（　）2.　常染色体劣性遺伝では，両親ともに1個の異常遺伝子を保有している場合，病気は子の50%に発症する

（　）3.　X染色体連鎖劣性遺伝では，健常者の男性と保因者の女性との間に生まれた男性の50%に病気が発症する

問 47　誤っているのはどれか

（　）1.　優性遺伝子は一つあれば病気が発症する

（　）2.　劣性遺伝子は二つそろうと発症する

（　）3.　X染色体のある劣性遺伝子は一つあると女性で発症する

問 48　正しいのはどれか

（　）1.　常染色体性優性遺伝の代表的疾患は神経線維腫症である

（　）2.　常染色体性優性遺伝では，両親のどちらかが病気であれば子の25%に発症する

（　）3.　異常な優性遺伝子を持っていても必ずしも病気にはならない

問 49　誤っているのはどれか

（　）1.　常染色体性劣性遺伝する代表的疾患はフェニルケトン尿症である

（　）2.　両親のうちどちらかが保因者であれば子の発症確率は25%である

（　）3.　フェニルケトン尿症はマススクリーニングの対象になっている

第2章 先天異常

Memo

問50 誤っているのはどれか

( ) 1. Ｘ染色体連鎖劣性遺伝する代表的疾患は血友病である

( ) 2. 病気の父親と健常者の母親の間に生まれた子は必ず病気になる

( ) 3. 保因者の母親と健常者の父親の間に生まれた男子の50%が病気になる

＊先天異常のまとめ

＊先天異常のまとめ

問1 正常な細胞の染色体について

人体すべての体細胞は，①＿＿本の染色体を持ち，女性は②＿＿本の常染色体と③＿＿本のＸ染色体を持っている．男性は②＿＿本の常染色体と④＿本のＸ染色体と④＿本のＹ染色体を持っている．卵子には⑤＿＿本の常染色体と⑥＿染色体が１本存在する．精子には⑤＿＿本の常染色体と⑥＿染色体もしくは⑦＿染色体が１本存在する．卵子に⑦＿染色体を持つ精子が受精すると男子が誕生し，⑥＿染色体を持つ精子が受精すると女子が誕生する．

問2 正常な形質の遺伝について

外見的な特徴や性質は，①＿＿＿＿によって決定され，それはタンパク合成の設計図である．そのタンパクの違いが外見に現れたものが形質である．血液型のように一つの①＿＿＿＿で決定されるものを，②＿＿＿＿＿遺伝する形質と呼んでいる．

問3 血液型の決定について

ＡＢＯ血液型を決めるのはＡ型，Ｂ型，Ｏ型のＡＢＯ血液型の遺伝子であり，父母から①＿個ずつの②＿＿＿＿＿をもらうので③＿＿＿＿，つまり遺伝子の組み合わせは，AA，AO，BB，BO，OO，ABの６タイプになる．AA，BB，OOがそれぞれＡ型，Ｂ型，Ｏ型になる．ABがAB型になる．AOやBOの場合，ＡとＢはＯに対して④＿＿＿であり，AOはＡ型になり，BOはＢ型になる．ＯはＡとＢに対して⑤＿＿である．

問4 先天異常について

先天異常とは，出産時から認められる形態的・①＿＿＿＿異常であり，新生児の約②＿％に認められる．最近では，出産前に胎児の染色体異常などを前もって調べる③＿＿＿＿診断がある．先天異常の原因の中で原因不明を除くと最も多いのが，遺伝的に親から子に伝えられる，④＿＿＿＿の異常（５～６％）と⑤＿＿＿の異常（15～20％）によるものである．ほかに環境要因による先天異常もあり，放射線，環境物質，風疹ウイルスなどの感染，母体の⑥＿＿＿＿などがある．これらの環境要因に，胎児の器官形成期の妊娠⑦＿～７週に曝露されると，先天異常を起こす可能性がある．

第2章 先天異常

問5　遺伝要因による先天異常について

染色体の異常による先天異常は，①＿＿＿＿＿の数の異常によるものと②＿＿＿＿＿の数の異常によるものの二つに分けられる．遺伝子の異常による先天異常は，遺伝様式から③＿＿＿＿＿＿，常染色体性劣性遺伝，④＿＿＿＿＿＿＿＿＿の三つに分けられる．

問6　ダウン症について

ダウン症候群は①＿＿番染色体の常染色体異常による疾患として重要なもので，ダウン症児が出生する確率は，母親の②＿＿＿年齢と相関することが知られており，③＿＿＿＿＿になるほど確率が増加する．

問7　染色体数の異常による先天異常について

クラインフェルター症候群は，2本以上の①＿＿染色体と1本の②＿＿染色体を持つことによる疾患で，③＿＿＿＿＿という染色体異常を示す例が多く，④＿＿＿症候群とも呼ばれる．②＿＿染色体が存在すると性器の発達が男性型になるが，①＿＿染色体の存在によって精巣の低形成とそれに伴う不妊症がみられる．

ターナー症候群は，①＿＿染色体の完全なあるいは部分的な欠損によって生じる疾患で，⑤＿＿＿＿という染色体異常を示す．卵巣機能不全と低身長を示す．

問8　遺伝子の異常による先天異常について

遺伝子の異常は単一遺伝子の異常による先天異常と多遺伝子の異常による先天異常に分けられる．単一遺伝子による先天異常は①＿＿＿＿＿＿＿に従って遺伝する．口唇・口蓋裂など日本で多く認められる先天異常は多遺伝子の異常に②＿＿＿＿＿の関与も加わって発生すると考えられている．

問9　常染色体性優性遺伝病について

常染色体性優性遺伝病は，一つの①＿＿遺伝子が片親から子に伝えられて発症し，②＿＿＿＿系の異常を示す疾患が多い．この遺伝子は③＿＿個あれば疾患を発症させるので，父母のどちらかが罹患者である．両親のどちらかが罹患者であれば，子に病気が発症する確率は④＿＿％である．

先天異常のまとめ

問10 常染色体性劣性遺伝病について

常染色体性劣性遺伝病は，保因者である両親から異常な遺伝子が伝えられ，子に① ___ 本異常な遺伝子がそろった時に発症する．両親ともに② ___ 本の異常遺伝子を保有している場合には，遺伝病は子の③ ___ ％に発症する．代表的な疾患として，④ _____ が知られている．この疾患は，アミノ酸の一つであるフェニルアラニンを⑤ _____ というアミノ酸に変える酵素が欠陥のため，フェニルアラニンが分解できず，放っておくと脳の成長が阻害されて知的障害になる．早期に発見し，フェニルアラニンを抑えた食餌療法を行えば障害は回避されるので，生後すぐに⑥ _____ が行われる．

問11 X染色体連鎖劣性遺伝病について

X染色体連鎖劣性遺伝病は，劣性遺伝する異常な遺伝子が① _____ にあるために，ほとんど② _____ にのみ発症する遺伝病で，③ _____ や筋ジストロフィーなどが代表的な疾患である．正常な父親と異常な遺伝子を保有している保因者である母親の間に産まれてくる男児の④ ___ ％に，発症の可能性があるという特有な遺伝様式をとる．

第3章　循環障害

✴︎おさえておきたい循環障害

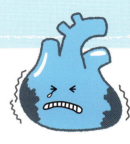

Memo

問1 左心室を出て全身をめぐる血流路を何というか
（　　　　　　　　　　　　　　　）

問2 右心室を出て肺をめぐる血流路を何というか
（　　　　　　　　　　　　　　　）

問3 大静脈を経て血液が戻る心臓の場所を何というか
（　　　　　　　　　　　　　　　）

問4 肺静脈を経て血液が戻る心臓の場所を何というか
（　　　　　　　　　　　　　　　）

問5 心臓が収縮するときの血圧を何というか
（　　　　　　　　　　　　　　　）

問6 心臓が拡張するときの血圧を何というか
（　　　　　　　　　　　　　　　）

問7 静脈の血液を動かしているのは何か
（　　　　　　　　　　　　　　　）

問8 毛細血管の動脈側から静脈側に血管外を流れる体液移動を何というか
（　　　　　　　　　　　　　　　）

問9 半透膜をはさんでアルブミン濃度の高い液体に濃度の低い液体から水が移動する圧力を何というか
（　　　　　　　　　　　　　　　）

問10 消化管で吸収された栄養を肝臓に運ぶ血流路を何というか
（　　　　　　　　　　　　　　　）

第3章 循環障害

Memo

問 11 誤っているのはどれか

- ( ) 1. 心臓は二つの心房と二つの心室から成り立っている
- ( ) 2. 左心室から肺に血液が送られる
- ( ) 3. 大静脈の血液は右心房に戻る

問 12 正しいのはどれか

- ( ) 1. 1回の収縮で左心室から送り出される血液量は約30mLである
- ( ) 2. 心臓は1分間に約1Lの血液を送り出している
- ( ) 3. 肺循環の役割は，二酸化炭素の排出と酸素の取り込みである

問 13 誤っているのはどれか

- ( ) 1. 収縮期に心臓から送られた血液の一部は大動脈の拡張にも使われる
- ( ) 2. 心臓の収縮期の血圧を収縮期血圧と呼ぶ
- ( ) 3. 心臓の拡張期には血液の流れは止まる

問 14 正しいのはどれか

- ( ) 1. 血管の総延長距離は約1万kmである
- ( ) 2. 血管には動脈と静脈がある
- ( ) 3. 心臓の拡張期には血液の流れが止まる

問 15 誤っているのはどれか

- ( ) 1. 座ったまま動かないでいると静脈血はうっ滞する
- ( ) 2. 心臓の押し出した力は静脈血の流れにも関係する
- ( ) 3. 毛細血管の外にも血液の中の液体は循環する

問 16 誤っているのはどれか

- ( ) 1. 毛細血管の動脈側では血管内圧が膠質浸透圧よりも高いので液体が血管外に移動する
- ( ) 2. 毛細血管の静脈側では血管内圧が膠質浸透圧よりも低いので液体が血管内に移動する
- ( ) 3. 膠質浸透圧とは，電解質の濃度の高いほうへ半透膜を通して液体が移動することをいう

*おさえておきたい循環障害

Memo

問 17 誤っているのはどれか

( ) 1. 脳や腎臓では動脈から供給された血液を静脈で心臓に戻している

( ) 2. 消化管に送られた動脈血は門脈によって肝臓に送られる

( ) 3. 肝臓の血液供給は門脈と肝動脈の二つが半分ずつ行っている

問 18 誤っているのはどれか

( ) 1. 門脈は消化管で吸収された栄養を肝臓に貯蔵するためのバイパス経路である

( ) 2. 口腔内で吸収された薬物も肝臓を経由してから全身に回る

( ) 3. 肝硬変になると門脈内に血液が貯留し，門脈圧亢進症となる

問 19 血液の全成分が血管外に出ることを何というか

( )

問 20 血管に傷ができて血管外に血液が漏れ出ると，止めるように働く機構がある．これを何というか

( )

問 21 皮膚や粘膜に点状出血や斑状出血が多数認められる状態を何というか

( )

問 22 ゴマ粒大までの皮下出血を何というか

( )

問 23 止血に関与する血球成分を何というか

( )

問 24 止血に関与するタンパクを何というか

( )

第3章 循環障害

Memo

問25 血小板が活性化して止血が始まるメカニズムを何というか

（　　　　　　　　　　　　　　　　　）

問26 外傷などで起こる外因系凝固経路を開始させる因子を何というか

（　　　　　　　　　　　　　　　　　）

問27 血管内皮細胞が剥がれて細胞外タンパクの一種が露出すると始まる内因系凝固経路において，露出するタンパクを何というか

（　　　　　　　　　　　　　　　　　）

問28 生理的に起こる血液の凝固を阻止する物質が血液内に存在するが，何というか

（　　　　　　　　　　　　　　　　　）

問29 生理的に発生する凝固血を溶かす機構を何というか

（　　　　　　　　　　　　　　　　　）

問30 血小板減少の結果起こりやすい出血を何というか

（　　　　　　　　　　　　　　　　　）

問31 凝固因子の大部分はある臓器で作られている．何という臓器で作られているか

（　　　　　　　　　　　　　　　　　）

問32 第VIII因子や第IX因子の欠乏をきたす先天性疾患は何というか

（　　　　　　　　　　　　　　　　　）

問33 ビタミンCの欠乏によって起こる血管壁がもろくなって出血する疾患名は何というか

（　　　　　　　　　　　　　　　　　）

＊おさえておきたい循環障害

Memo

問 34 血管内皮細胞に傷害が起こると血小板の凝集や凝固因子の活性化が起こって血管内で凝固が始まる．血管内の凝固血を何というか

（　　　　　　　　　　　　　　　　）

問 35 代表的な動脈硬化症で，コレステロールの沈着によって起こる動脈硬化症を何というか

（　　　　　　　　　　　　　　　　）

問 36 糖尿病の合併症として起こる細小動脈の動脈硬化症を何というか

（　　　　　　　　　　　　　　　　）

問 37 動脈の内腔が狭くなって組織への動脈血の供給が不足した状態を何というか

（　　　　　　　　　　　　　　　　）

問 38 血管吻合のない終動脈で血栓ができると，その末梢領域は血流が供給されなくなり，壊死に陥る．この状態を何というか

（　　　　　　　　　　　　　　　　）

問 39 心臓の血管の狭窄が原因となって，運動時に胸痛をもたらす疾患は何というか

（　　　　　　　　　　　　　　　　）

問 40 静脈血が停滞した状態を何というか

（　　　　　　　　　　　　　　　　）

問 41 うっ血をもたらす原因となる心臓の疾患名を何というか

（　　　　　　　　　　　　　　　　）

問 42 うっ血状態下では，下肢のむくみや肺水腫といった血管外への液体成分の貯留が見られるが，この状態を何というか

（　　　　　　　　　　　　　　　　）

第3章 循環障害

Memo

問43 重要臓器の血流量が減少し，臓器の機能不全がもたらされて，生命の危機にいたる急性の重篤な病態を何というか

( )

問44 疼痛などをきっかけに血管迷走神経反射によって，心収縮力の低下と徐脈に起因する血圧低下が起こるものを何というか

( )

問45 重症感染症においてグラム陰性桿菌のエンドトキシンによって引き起こされるショックを何というか

( )

問46 薬剤などに対する即時型アレルギー反応によって発症するショックを何というか

( )

問47 正しいのはどれか

( ) 1. 血管に傷がついて出血すると，血液を固めて出血を止めるシステムが働く
( ) 2. 出血がなければ血管内で凝血塊がつくられることはない
( ) 3. 静脈に血栓ができると組織が壊死する

問48 誤っているのはどれか

( ) 1. ごま粒大までの皮下出血を点状出血と呼ぶ
( ) 2. 相当量の出血した血液が組織内に塊を作るものを血腫と呼ぶ
( ) 3. 紫色の斑点が皮膚に出現するのを紫斑と呼ぶ

問49 誤っているのはどれか

( ) 1. 止血に関与するのは血小板と凝固因子の二つである
( ) 2. 各凝固因子が混じり合って血液が凝固する
( ) 3. 血小板が凝集すると1次止血が始まる

*おさえておきたい循環障害

Memo

問 50　正しいのはどれか

（　）1. 正常の状態では血栓が形成されることはない
（　）2. 形成された凝固血を溶解する線溶系も用意されている
（　）3. アンチトロンビンIIIは線溶系の因子である

問 51　誤っているのはどれか

（　）1. 血小板の異常によって関節腔内などの血腫が頻繁に起きる
（　）2. 特別な原因もなしに，もしくはぶつけた記憶もなしに容易に出血し，なかなか止血しない病態を出血性素因と呼ぶ
（　）3. 凝固因子の減少は 2 次止血を阻害する

問 52　誤っているのはどれか

（　）1. 凝固因子の大部分は肝臓で作られる
（　）2. 血友病では第VII因子もしくは第VIII因子の欠乏のため出血しやすくなる
（　）3. 血友病は男性に多い

問 53　正しいのはどれか

（　）1. 血小板数の正常値は 15 万～ 35 万/μLである
（　）2. 急性白血病では血小板が増加する
（　）3. 血小板数 10 万/μL以下では重篤な出血をみる

問 54　誤っているのはどれか

（　）1. 血管内皮細胞の傷害があると，血管内で凝血塊ができて血栓となる場合がある
（　）2. がんの末期には播種性血管内凝固症候群が発症しやすい
（　）3. アテローム性動脈硬化症では中性脂肪の沈着によってアテロームが形成される

第3章 循環障害

Memo

問 55　正しいのはどれか

( )　1. 冠動脈の 50%狭窄で運動時の胸痛が出現する
( )　2. 冠動脈の 25%以下の狭窄しかなくても血栓が形成されて心筋梗塞になることがある
( )　3. 狭心症の既往のない心筋梗塞はほとんどない

問 56　誤っているのはどれか

( )　1. うっ血とは静脈血の停滞した状態を指す
( )　2. うっ血性心不全では静脈圧の上昇によって浮腫になりやすくなる
( )　3. 右心不全ではまず肺水腫になる

問 57　誤っているのはどれか

( )　1. アナフィラキシーショックは薬剤などに対する遅延型アレルギー反応によって発症する
( )　2. 通常循環血液量の 1/3 を失うとショック状態に陥る
( )　3. 心筋梗塞を引き起こすのは心筋細胞の集団的な壊死（ネクローシス）による

問 58　誤っているのはどれか

( )　1. 心筋梗塞に伴うショックを心原性ショックと呼ぶ
( )　2. 循環血液量減少性ショックの原因としては出血と脱水の二つがある
( )　3. 敗血症性ショックとは，グラム陽性球菌のエンドトキシンが原因となる

問 59　正しいのはどれか

( )　1. 高血圧症では，動脈硬化を促進して脳卒中や心筋梗塞などの発症リスクとなる
( )　2. 原因がはっきりしている続発性高血圧が最も多い
( )　3. 収縮期血圧 140mmHg 以上かつ拡張期血圧 90mmHg 以上を「高血圧」と診断する

＊おさえておきたい循環障害

Memo

問60 誤っているのはどれか

（　）1. 親が高血圧であることは子の高血圧症発症には影響しない

（　）2. 高血圧の発症には，食塩摂取量の過多，肥満，運動不足，ストレスなどが関与すると考えられている

（　）3. 加齢に伴う血管の弾力性の低下も高血圧症の複合的要因の一つとなる

問61 誤っているのはどれか

（　）1. 本態性高血圧症とは，原因が明確でない高血圧症のことを指す

（　）2. 高血圧症では頭痛などの自覚症状を必ず伴う

（　）3. 高血圧症の合併症は糖尿病などが併発すると発症確率が高くなる

第3章 循環障害

＊循環障害のまとめ

問1　循環器の構造について

心臓は四つの部屋に分かれており，左側と右側に存在する二つの①＿＿＿と二つの②＿＿＿から成り立っている．心臓が収縮すると，二つの血液の流れができる．1番目の流れは，③＿＿＿から大動脈に拍出された血液が全身に送り出され，全身の細胞に血液を供給する．全身に送り出された血液は，毛細血管，静脈を経て，④＿＿＿に戻ってくる．身体を循環する経路ということで，この流れを⑤＿＿＿と呼んでいる．2番目の流れは，⑥＿＿＿から送り出された血液が左右の肺に送られる経路である．肺で酸素と二酸化炭素を交換した後で，肺静脈を経由して⑦＿＿＿に戻ってくる．この経路を⑧＿＿＿と呼んでいる．

問2　静脈血の血液を動かすメカニズムについて

飛行機のエコノミー席に座って長時間動かないでいると，下肢静脈血が貯留して①＿＿＿を作ることがあり，これが心臓に戻って，肺に詰まるという病気を発症することが知られている．これは②＿＿＿＿＿＿として有名になった病気だ．③＿＿＿の収縮と弛緩の繰り返しが，静脈に圧力をかけて血液を動かしていて，その意味で第2のポンプといわれている．

問3　微小循環について

動脈側では，血圧という血管壁を押す①＿＿＿＿＿があり，これを35mmHgとすると，血管外から血管内に入ろうとする②＿＿＿＿＿があり，これを25mmHgとすると，差し引き外に出る圧力が10mmHgとなって，血液の中の体液が血管外へ漏れ出てくる．一方静脈側では，血圧がないために①＿＿＿が低く，15mmHgとすると，②＿＿＿＿＿が25mmHgなので，差し引き血管内に入る圧力が10mmHgとなって，血管内に体液が戻ってくる．動脈側で出る圧力と静脈側で入る圧力が同じになるため，出入量は同じとなる．この③＿＿＿の存在が，血管から遠い位置にある細胞への④＿＿＿と栄養の供給を可能にしている．

問4　消化管の血液循環について

消化管では，①＿＿＿という静脈経路を介して，吸収した栄養が含まれている静脈血を一旦②＿＿に運んでいる．その中で，栄養素が貯蔵される．その後，静脈血は，③＿＿＿につながって，心臓に運ばれる．また，②＿＿には，④＿＿＿を介して酸素も供給されている．

＊循環障害のまとめ

問5 **出血**について

血管壁に傷ができると，血液は固まって出血を止める．これを①＿＿＿と呼ぶ．出血が起こると血管内皮細胞が傷ついて，皮下組織のコラーゲンに②＿＿＿が結合して活性化すると，中の顆粒が放出されて周囲の②＿＿＿も連鎖的に活性化して凝集してくる．血小板一つ一つは非常に小さいが，凝集塊が大きくなると，血管の傷に栓が詰まるように蓋をして傷がふさがる．これを③＿＿＿と呼んでいる．ついで，傷害された血管壁から凝固因子を活性化する④＿＿＿が遊離し，最終的に血漿中のフィブリノーゲンが不溶性のフィブリン網に変化して赤血球，白血球などを巻き込みながら⑤＿＿＿し，⑥＿＿＿を形成して傷を完全にふさぐ．これを⑦＿＿＿と呼んでいる．

問6 **血液凝固の異常**について

血液の凝固は，血漿中に含まれる多数の凝固因子の連鎖反応的な活性化によって，最終的に①＿＿＿が形成されることによって起こる．②＿＿＿因子，③＿＿＿因子を除くほとんどすべての凝固因子は肝臓で作られるため，肝臓の機能が低下すると凝固能も低下してくる．血友病は，④＿＿＿因子欠乏（血友病Ａ）あるいは⑤＿＿＿因子欠乏（血友病Ｂ）による凝固異常で，Ｘ染色体連鎖劣性遺伝にて保因者である母親から男児に遺伝する．凝固因子の欠乏による出血の場合，関節腔内出血など重篤な出血を認めることが多い．

問7 **血小板の異常**について

血小板は，止血の第1段階に働き，止血機構において最も重要な働きをする血球である．血小板数の正常値は①＿＿＿〜35万/μLで，②＿＿＿/μL未満になると出血の恐れがあるため，精密検査・治療の必要性があるとされている．③＿＿＿/μL以下になると外傷時の大量出血のリスクが高くなり，止血が困難な場合には血小板輸血などの治療が必要となる．④＿＿＿/μL未満では，重篤な出血をきたす危険性が高く血小板輸血の必要性がある．

第3章 循環障害

問8 血栓形成について

血栓形成にいたるステップには血液の凝固と血小板の凝集があるため，先天的あるいは後天的な凝血能（血液凝固系と血小板系）の亢進は血栓症のリスク要因となる．凝血能の亢進をきたす代表的疾患としてがんがあげられる．血栓ができやすく，末期がんでは①＿＿＿＿＿＿＿＿＿が発症しやすい．

また，動静脈の炎症や動脈硬化症によって血管内皮細胞の②＿＿＿が起こると，血小板の③＿＿＿や凝固因子の④＿＿＿が起こり，血栓形成が引き起こされる．脂質異常症や糖尿病などで傷害された血管内皮細胞の下に⑤＿＿＿＿＿＿＿＿＿が沈着し，それを処理しようとマクロファージも血管内皮細胞下に集積してくる．マクロファージが⑥＿＿＿＿＿となり死んでいくと，血管内皮細胞下に沈着物が蓄積して内膜が肥厚してくる．この状態を⑦＿＿＿＿＿＿＿＿＿と呼んでいる．その他に，下肢の深部静脈に血栓ができる⑧＿＿＿＿＿が知られている．エコノミー症候群もその一つであるが，血流が⑨＿＿＿すると，活性化された凝固因子が血流で流されずに濃縮され，凝固の⑩＿＿＿＿＿が進行して，最終的にフィブリンが析出して血栓が形成される．

問9 浮腫について

正常状態では，①＿＿＿＿が動脈側では高く，静脈側では低い．また体液が血管内に移動しようとする②＿＿＿＿が動脈側と静脈側で同じであるため，体液は動脈側では血管外へ移動し，静脈側では血管内に移動する．うっ血状態下では，うっ血によって静脈内の血液量が③＿＿＿するため，①＿＿＿＿が高くなる．②＿＿＿＿＿は同じままのため，静脈側での体液移動が④＿＿＿する．その結果，血管外に体液が貯留するため，浮腫状態となる．

問10 ショックについて

①＿＿＿＿＿ショックは，疼痛などをきっかけに血管迷走神経反射によって，心収縮力の低下と徐脈に起因する心拍出量の減少，末梢血管の拡張による血圧低下が起こる．②＿＿＿＿ショックの原因としては出血と脱水の二つがある．通常循環血液量の1／3を失うとショック状態に陥る．③＿＿＿＿＿ショックは，グラム陰性桿菌の④＿＿＿＿＿によって，補体，キニン，凝固系の活性化が起こり，初期には末梢血管抵抗の低下による相対的循環血液量減少を特徴とする特徴的な症状を呈する．⑤＿＿＿＿＿＿ショックは，薬剤などに対する即時型アレルギー反応によって発症し，ヒスタミンなどの作用により，気管支平滑筋攣縮，血管平滑筋拡張，毛細血管透過性亢進が生じ，種々の症状を発現する．⑥＿＿＿＿ショックを呈する特異的なショックで，四肢末梢が温かい．

＊循環障害のまとめ

問 11 高血圧について

日本高血圧学会の定義では，収縮期血圧① _____ 以上もしくは拡張期血圧② _____ 以上を「高血圧」と診断する．高血圧は，その原因がはっきりしない③ _____ と呼ばれるものが 90〜95％を占めており，慢性腎炎など，高血圧の原因が明らかなものを④ _____ と呼んでいる．高血圧症は，高血圧そのものによる症状を自覚することが少なく，むしろ健康診断などで指摘されて初めて高血圧症であることが解る場合が多い．しかしながら高血圧症は，⑤ _____ の進展を促進し，最終的には⑥ _____ などの心血管疾患や⑦ _____ などの脳血管障害をもたらして，死に至らしめることから，「サイレントキラー」と呼ばれている．

第4章 代謝異常

＊おさえておきたい代謝異常

Memo

問1 人体では吸収，合成，分解，排泄することによって，水，脂質，タンパク質などの物質を同じ量に保っている．この機構を何というか

（ 　　　　　　　　　　　　　　　 ）

問2 高分子物質が低分子に分解され，低分子物質から高分子物質を合成するなどの物質の変換が起こっており，これを何というか

（ 　　　　　　　　　　　　　　　 ）

問3 物質代謝の過程では同時にエネルギーの産生や消費が起こるが，これを何というか

（ 　　　　　　　　　　　　　　　 ）

問4 外部から取り入れた高分子量の有機物や無機物を水やアンモニアなどの単純な物質に分解することを何というか

（ 　　　　　　　　　　　　　　　 ）

問5 エネルギーを使って外部から取り入れた物質を核酸やタンパクなどの複雑な生体高分子に合成する反応を何というか

（ 　　　　　　　　　　　　　　　 ）

問6 誤っているのはどれか

（　）1. 古くなったタンパク質や脂質構造体（細胞膜など）は壊され，新しいタンパク質や脂質構造体に置き換えられている

（　）2. 低分子物質から高分子物質を合成するなどの物質の変換を物質代謝と呼ぶ

（　）3. 水，脂質，タンパク質，糖質，電解質などの物質の量を同じように保つホメオスタシス機構が働いている

第4章 代謝異常

Memo

問 7 誤っているのはどれか

( ) 1. 同化とは，外部から取り入れた高分子量の有機物や無機物を水やアンモニアなどの単純な物質に分解して，その過程でエネルギーを得る反応である

( ) 2. 物質代謝とエネルギー代謝は，同じ化学反応を物質面，エネルギー面からみたものである

( ) 3. 物質の変換とエネルギーの産生にかかわる酵素タンパクを触媒と呼ぶ

問 8 非常に吸収しやすい栄養素であり，グルコースとなって腸管より吸収される栄養素を何というか

(   )

問 9 グルコースが肝臓で変換されて貯蔵される物質で間違っているものはどれか

( ) 1. 中性脂肪
( ) 2. アミノ酸
( ) 3. グリコーゲン

問 10 タンパクと脂質からグルコースを産生する機構を何というか

(   )

問 11 血液中のグルコース濃度を下げるホルモンは何というか

(   )

問 12 血糖値を上げるホルモンはストレス下で増加するため，何というか

(   )

問 13 細胞内に取り込まれたグルコースがアセチルCoAに分解される経路を何というか

(   )

問 14 インスリンの全身の細胞に対する働きは何というか

(   )

＊おさえておきたい代謝異常

Memo

問 15 筋肉などの細胞に取り込まれたグルコースは何のために使われるか

（　　　　　　　　　　　　　　　　　　　　）

問 16 高血糖になると何が増加し，細胞内脱水が起こるか

（　　　　　　　　　　　　　　　　　　　　）

問 17 タンパクに糖が結合し，タンパクの機能を阻害することを何というか

（　　　　　　　　　　　　　　　　　　　　）

問 18 自己免疫などが原因で，膵臓のβ細胞が死滅してインスリン分泌が極度に低下する糖尿病を何というか

（　　　　　　　　　　　　　　　　　　　　）

問 19 遺伝的要因と生活習慣が絡み合って発症する，95％以上を占めている糖尿病を何というか

（　　　　　　　　　　　　　　　　　　　　）

問 20 糖が尿中に出現すると尿量が増える現象を何というか

（　　　　　　　　　　　　　　　　　　　　）

問 21 網膜の小血管からの出血や血管新生の結果，網膜の機能が低下する糖尿病の合併症を何というか

（　　　　　　　　　　　　　　　　　　　　）

問 22 老廃物を濾過する糸球体の小血管が傷害され，機能が低下する糖尿病の合併症を何というか

（　　　　　　　　　　　　　　　　　　　　）

問 23 糖尿病の合併症としては早めに出現する末梢神経の異常を何というか

（　　　　　　　　　　　　　　　　　　　　）

第4章 代謝異常

Memo

問 24 誤っているのはどれか

（　）1. 食餌中の多糖類が分解されてグルコースとなって腸管より吸収される
（　）2. 肝臓でグリコーゲンが分解されてグルコースになることを糖新生と呼ぶ
（　）3. 食事と食事の間には，肝臓に蓄えられたグリコーゲンが分解されて，血液中にグルコースとして供給される

問 25 誤っているのはどれか

（　）1. インスリンは血液中のグルコース濃度を下げる
（　）2. インスリンは血液中のグルコースの細胞内への輸送力を上げる
（　）3. アドレナリンは安静時に血糖値を下げる働きをする

問 26 誤っているのはどれか

（　）1. 糖尿病ではインスリンの分泌低下が必ずある
（　）2. 肝臓や脂肪組織では細胞内に取り込まれたグルコースはグリコーゲンや脂質として貯蔵される
（　）3. 肝臓と脂肪組織以外では，細胞内に取り込まれたグルコースは主にエネルギー産生に使われる

問 27 正しいのはどれか

（　）1. 糖尿病では高血糖になるため浸透圧が下がり，細胞内脱水となる
（　）2. 糖尿病ではエネルギー産生の低下のため各種の細胞機能が低下する
（　）3. 血液中で増えた糖が細胞内のタンパクに結合して機能を阻害する

問 28 正しいのはどれか

（　）1. 糖尿病では全身の細胞がエネルギー不足状態となる
（　）2. 糖尿病では傷の修復期間に変化はない
（　）3. 抗体産生は低下しない

＊おさえておきたい代謝異常

Memo

問29 誤っているのはどれか

( ) 1. I型糖尿病では糖尿病性ケトアシドーシスを合併することがある

( ) 2. II型糖尿病は日本の糖尿病の95%を占める

( ) 3. II型糖尿病では遺伝的素因と生活習慣の乱れが原因で若年者に発症する

問30 正しいのはどれか

( ) 1. II型糖尿病は生活習慣の乱れなどで肥満となってから発症する

( ) 2. 糖尿病では血糖値が300mg/dL以上になると尿糖陽性となる

( ) 3. 尿糖陽性となると尿量が増加するが，浸透圧利尿のためである

問31 誤っているのはどれか

( ) 1. 糖尿病患者の予後は糖尿病網膜症などの合併症によって決まる

( ) 2. 糖尿病で大血管に障害が起こると糖尿病腎症や糖尿病網膜症が発症する

( ) 3. 糖尿病では糖化が原因で血管内皮細胞障害が起こる

問32 誤っているのはどれか

( ) 1. 糖尿病治療の目的は合併症発症を予防することにある

( ) 2. 糖尿病神経障害は晩期に認められる

( ) 3. 糖尿病腎症では糸球体ろ過量の低下が起こる

問33 血液中に存在する脂質4種類は何か

( )

問34 細胞膜に使われる脂質二つは何か

( )

第4章 代謝異常

Memo

問 35 水に溶けにくい脂質を運搬するための容器となるタンパクを何というか

（　　　　　　　　　　　　　　　　）

問 36 腸管から吸収された脂肪を運搬するルートで働くリポタンパクを何というか

（　　　　　　　　　　　　　　　　）

問 37 肝臓で作られた脂肪を全身に配るルートで働く，二つのリポタンパクを何というか

（　　　　　　　　　　　　　　　　）

問 38 体内で余った脂肪を回収するルートで働くリポタンパクを何というか

（　　　　　　　　　　　　　　　　）

問 39 腸管から吸収された脂肪を運搬するリポタンパクに85％以上含まれる脂肪を何というか

（　　　　　　　　　　　　　　　　）

問 40 脂肪肝で蓄積されている脂質を何というか

（　　　　　　　　　　　　　　　　）

問 41 血液中のLDLコレステロールや中性脂肪が多くなりすぎた状態，またはHDLコレステロールが少ない状態を何というか

（　　　　　　　　　　　　　　　　）

問 42 比較的太い動脈に起こりやすい動脈硬化症を何というか

（　　　　　　　　　　　　　　　　）

＊おさえておきたい代謝異常

Memo

問 43 誤っているのはどれか

（　）1. 血液中には，コレステロール，リン脂質，トリグリセライド（中性脂肪），遊離脂肪酸の4種類の脂肪が存在する

（　）2. 細胞膜の成分として使われるのはコレステロールである

（　）3. 肝臓で作られたトリグリセライドやコレステロールを多く含む超低比重リポタンパク（VLDL）が肝臓から送り出される

問 44 誤っているのはどれか

（　）1. 食物中のトリグリセライドが小腸で吸収され，トリグリセライドを85％以上含むカイロミクロンと呼ばれるリポタンパクが作られる

（　）2. LDLは細胞膜やホルモンを構成する構造脂質として使われる．そのためLDLコレステロールは善玉コレステロールと呼ばれる

（　）3. 体内で余り，利用されない脂肪を回収し再利用するため，高比重リポタンパク（HDL）が肝臓で作られる

問 45 正しいのはどれか

（　）1. 食事で摂取した脂肪（コレステロールと中性脂肪が半分ずつ）は，小腸より吸収される

（　）2. 高度にコレステロールが沈着した肝臓を脂肪肝と呼ぶ

（　）3. アルコールの過剰摂取でも脂肪肝となる

第4章 代謝異常

Memo

問 46 誤っているのはどれか

( ) 1. 脂質異常症とは，血液中のLDLコレステロールや中性脂肪が多くなりすぎた状態，またはHDLコレステロールが少ない状態になることを指す

( ) 2. 遺伝によって発症する原発性高脂血症とある種の疾患や薬のために発症する2次性高脂血症がある

( ) 3. コレステロールを多く含む食品の過剰摂取が原因で脂質異常症が発症する

問 47 正しいのはどれか

( ) 1. ほとんどの肥満は原発性肥満で，生活習慣の乱れが原因と考えられる

( ) 2. 細動脈硬化症は，高血圧症や糖尿病によって血管内皮細胞が障害され，血管内皮細胞下に血液中のLDLが入り込むことから始まる

( ) 3. BMI≧30 かつCTで測定した内臓脂肪面積が≧ 100cm^2 を有する場合を肥満症と定義している

問 48 プリン体がキサンチンオキシダーゼによって分解された物質名は何か

( )

問 49 尿酸が皮膚下に沈着してできた結節を何というか

( )

問 50 細胞内への移動によってシグナルを伝える重要な電解質を何というか

( )

問 51 骨からのカルシウム溶出によって血漿中カルシウム濃度を上げるホルモンを何というか

( )

問 52 カルシウムの腸管からの吸収を上げるビタミンを何というか

( )

*おさえておきたい代謝異常

Memo

問 53 誤っているのはどれか

( ) 1. アデニンとグアニンはプリン塩基構造を骨格としており，プリン体と呼ばれる

( ) 2. プリン体がキサンチンオキシダーゼによって分解されると尿酸になる

( ) 3. 尿酸が皮膚下に析出する痛風結節は痛みが強い

問 54 誤っているのはどれか

( ) 1. カルシウムは，筋収縮，神経伝達，ホルモンの放出，血液凝固などの正常な機能を遂行するために必須の電解質である

( ) 2. 静的状態にある細胞内のカルシウム濃度は血漿中の1/10 以下に維持されており，細胞の活性化が起こる時に，一過性のカルシウム濃度上昇が起こる

( ) 3. 体内のカルシウム量は，食事からの摂取，消化管からの吸収，腎臓での排泄によって調節されている

問 55 正しいのはどれか

( ) 1. カルシウムの血漿中濃度は，主に副甲状腺ホルモン(PTH)とビタミンDによって調節されている

( ) 2. カルシトニンは甲状腺から分泌され，カルシウムの骨からの溶出を刺激する

( ) 3. 血漿中カルシウム濃度が低下すると，PTHの分泌が抑制されてカルシウム濃度が一定に維持される

問 56 誤っているのはどれか

( ) 1. プロビタミンDは日光に刺激された皮膚でも作られる

( ) 2. ビタミンDは骨へのカルシウム沈着に働く

( ) 3. 活性化ビタミンDはプロビタミンDから肝臓や腎臓で作られる

問57 誤っているのはどれか

( ) 1. 入院している患者の高カルシウム血症の原因としては，がんが最も一般的である

( ) 2. カルシウム濃度の異常上昇は，副甲状腺からのカルシトニン分泌をもたらし，PTHと反対の作用によって，カルシウム濃度の低下をもたらす

( ) 3. 高カルシウム血症に伴うカルシウム沈着を，異栄養性石灰化と呼ぶ

＊代謝異常のまとめ

問1 代謝について

人体では水，脂質，タンパク質，糖質，電解質などの物質を吸収，合成，分解．排泄することによって，同じ量に保っている．これを動的平衡① _____ という．この過程で，高分子物質が低分子に分解され，低分子物質から高分子物質を合成するなどの物質の変換が起こっている．これを② ____ 代謝と呼び，この過程では同時にエネルギーの産生や消費が起こっている．これを③ _____ 代謝という．これらは同じ化学反応で，一括して代謝と呼んでいる．代謝は，大きく④ ____ と⑤ ____ の二つに分けられる．④ ____ は，外部から取り入れた高分子量の有機物や無機物を水やアンモニアなどの単純な物質に分解して，その過程でエネルギーを得る反応であり，⑤ ____ は，エネルギーを使って外部から取り入れた物質を核酸やタンパク質などの複雑な生体高分子に合成する反応である．

問2 糖代謝について

糖質は非常に吸収しやすい栄養素であり，食餌中の多糖類が分解されて① _____ となって腸管より吸収される．そのあと肝臓に運ばれ，② _____ や③ _____ に変換されて貯蔵される．また，一部は，そのまま全身の細胞でエネルギー産生に使われる．食事と食事の間には，肝臓に蓄えられた② _____ が分解されて，血液中に① _____ として供給される．血液中のグルコースは，タンパク質や脂質からの④ ____ によっても供給されている．その濃度は，インスリン，⑤ _____ ， _____ ，アドレナリンなどによって調節されている．インスリン以外のホルモンはストレス状態下で増加し，ストレスを克服しようと血液中のグルコース濃度を上昇させるため，⑥ _____ とも呼ばれている．

問3 糖尿病について

糖尿病とは，インスリンの分泌低下やインスリンに対する細胞の反応性の低下などによって，① _____ が細胞内に運ばれなくなり，血液中にあふれてくる病態を指している．インスリンの働きは，血液中から細胞内への① _____ の運搬を刺激することにある．肝臓や脂肪組織では，細胞内に取り込まれた① _____ は② _____ や脂質に変換されて，貯蔵される．他の細胞では，③ _____ と④ ____ サイクルによってエネルギー（ATP）の産生に用いられる．そのため糖尿病では，全身の細胞のエネルギーが不足することも挙げられる．

第4章 代謝異常

問4　糖尿病の合併症について

糖尿病患者の予後を決めるのは合併症とされており，糖尿病治療の目的は合併症の発症を減らすように糖尿病をコントロールすることにある．糖尿病の合併症は，タンパクの①＿＿＿＿が主な原因とされており，主に血管内皮細胞の傷害をもたらす．細小血管に傷害が起こると，②＿＿＿＿＿や③＿＿＿＿＿が起こり，大血管に傷害が起こると，④＿＿＿＿＿をもたらして心筋梗塞や脳梗塞などを引き起こす結果となる．細い血管が障害されて血流が悪くなると，神経細胞への血液の供給が途絶えてしまうため，自律神経を含む⑤＿＿＿＿＿が最初に出現する．この障害を⑥＿＿＿＿＿と呼んでいる．

問5　脂質代謝異常について

脂肪摂取量が多ければ，肝臓や脂肪組織に運ばれる①＿＿＿＿＿の量が増加し，皮下脂肪の増大や肝細胞内への蓄積が起こる．この蓄積した脂肪は，食事が取れなくなった時のための備えであるが，過剰に蓄積した肝臓は，②＿＿＿＿と呼ばれ，黄色く腫大してくる．栄養の過剰摂取以外にも，③＿＿＿＿＿の過剰摂取，一部の薬剤，飢餓などでも発症する．

問6　肥満症について

肥満には，遺伝的に肥満になりやすい体質を受け継いでいるのを基礎に，食べ過ぎや運動不足などが加わると発症する肥満の①＿＿＿＿肥満と，ホルモンの異常などの疾患に伴って発症する肥満の②＿＿＿＿肥満がある．ほとんどの肥満は前者で，生活習慣の乱れが原因と考えられる．日本肥満学会の診断基準では，BMI≧③＿＿で肥満関連疾患（耐糖能障害，脂質異常症，高血圧，高尿酸血症・痛風，冠動脈疾患，脳梗塞，脂肪肝，月経異常及び妊娠合併症，睡眠時無呼吸症候群・肥満低換気症候群，整形外科的疾患，肥満関連腎臓病）を一つ以上合併するか，またはBMI≧③＿＿かつCTで測定した内臓脂肪面積が≧④＿＿＿cm^2を有する場合を肥満症と定義している．

*代謝異常のまとめ

問7 動脈硬化症について

動脈硬化症には，細い動脈に起こる①＿＿＿＿＿＿と比較的太い動脈に起こる②＿＿＿＿＿＿＿の二つがある．前者は，血管壁の老化による弾力性の喪失によって起こる．血圧が高い時に脳の細い動脈が破裂しやすくなり，脳出血をきたすことがある．後者は，高血圧症や糖尿病によって血管内皮細胞が傷害され，血管内皮細胞下に血液中の③＿＿＿が入り込み，酸化されて蓄積することから始まる．酸化③＿＿＿を貪食するために血液中の単球も内皮細胞下に入り込み，④＿＿＿＿＿となって死んでいく．その結果，内皮細胞下にコレステロールがお粥のような柔らかい沈着物として蓄積し，動脈の内膜が厚くなっていく．このような血管に出来たコブを⑤＿＿＿＿＿（粥腫）といい，その血管を⑥＿＿＿動脈硬化と呼んでいる．

問8 核酸代謝と核酸代謝異常について

細胞内にはDNAとRNAが存在し，それぞれ①＿＿＿＿＿，＿＿＿＿，＿＿＿＿，＿＿＿＿，②＿＿＿＿＿，＿＿＿＿，＿＿＿＿，＿＿＿＿の4種類の核酸から構成されている．③＿＿＿＿＿と④＿＿＿＿＿はプリン塩基構造を骨格としており，⑤＿＿＿＿＿と呼ばれる．変性した核酸や使用済みの核酸は分解されるが，⑤＿＿＿＿＿がキサンチンオキシダーゼによって分解されると⑥＿＿＿になる．ヒトやチンパンジーでは⑥＿＿＿値が高くなりやすい．また，水に溶けにくいため，関節や皮下に結晶として析出する．皮膚下に析出すると結節を形成するが，これは⑦＿＿＿＿＿と呼ばれている．⑥＿＿＿が関節腔内に析出すると，激しい痛みが出るため⑧＿＿＿と呼ばれている．

問9 カルシウム代謝について

カルシウムは，筋収縮，神経伝達，ホルモンの放出，血液凝固などの正常な機能を遂行するために必須の①＿＿＿＿＿である．通常，静的状態にある細胞内のカルシウム濃度は血漿中の1/②＿＿＿以下に維持されており，細胞の活性化が起こる時に，③＿＿＿＿＿＿＿から放出されたり，細胞外から流入したりして，一過性のカルシウム濃度上昇が起こる．血漿中総カルシウム濃度の正常値は8.5〜④＿＿＿mg/dLであり，血漿中カルシウムの約半分はアルブミンなどの⑤＿＿＿＿＿と結合し，約半分は⑥＿＿＿＿＿＿＿＿＿として存在している．

53

第4章 代謝異常

問10 カルシウム血中濃度調節機構について

カルシウムの血漿中濃度は，主に副甲状腺ホルモン（PTH）と①＿＿＿＿＿＿によって調節されている．また，程度は低いが②＿＿＿＿＿＿によっても調節されている．血漿中カルシウム濃度が低下すると，副甲状腺よりPTHが分泌され，③＿＿＿からのカルシウム溶出を増加させて血漿中カルシウム濃度を上昇させる．ほかにも，腎臓の④＿＿＿でのカルシウムの再吸収や⑤＿＿＿からの吸収も増加させて血漿中カルシウム濃度を上昇させる．血漿中カルシウム濃度が上昇すると，PTHの分泌が抑制されてカルシウム濃度が一定に維持される．

活性化①＿＿＿＿＿＿は，主に⑤＿＿＿からのカルシウム吸収を増加させることで血漿中カルシウム濃度の上昇に働く．したがって，①＿＿＿＿＿＿の欠乏は生体内でのカルシウム不足を招いて，⑥＿＿＿＿＿＿や⑦＿＿＿＿をもたらす．

問11 カルシウム濃度異常について

高カルシウム血症とは，血症中カルシウム濃度が①＿＿＿mg/dL以上に上昇することを指す．原因として，がんの骨転移，多発性骨髄腫，副甲状腺機能亢進症，ビタミンD中毒などがある．入院している患者の高カルシウム血症の原因としては②＿＿＿が最も一般的である．③＿＿＿＿によって骨吸収が亢進して高カルシウム血症を呈する場合が多い．高カルシウム血症に伴うカルシウム沈着を④＿＿＿＿＿＿と呼ぶ．また，低カルシウム血症とは，血漿中カルシウム濃度が⑤＿＿＿mg/dL以下に低下することを指す．原因としては，副甲状腺機能低下症，ビタミンD欠乏，腎障害などがある．低カルシウム血症では無症候性であることが多いが，神経の易興奮性をもたらして，⑥＿＿＿＿＿＿，喉頭痙攣，全身性痙攣が認められることがある．

第5章 老化

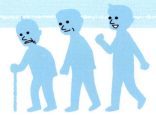

✱ おさえておきたい老化

Memo

問1 正常細胞には分裂回数の限界がある．このことを何の限界というか

（　　　　　　　　　　　　　　　　）

問2 染色体の末端にある繰り返し配列で，染色体を守っている配列を何というか

（　　　　　　　　　　　　　　　　）

問3 染色体の末端にある繰り返し配列の伸長を促す酵素を何というか

（　　　　　　　　　　　　　　　　）

問4 ヒトの遺伝性疾患の中に，老化において比較的共通して認められる生理学的および細胞学的特徴が比較的早期に現れるものがある．これを何というか

（　　　　　　　　　　　　　　　　）

問5 誤っているのはどれか

（　）1．老化とは，一般的に成熟した後に始まる生理機能の衰退を意味する
（　）2．老化と加齢は同じことである
（　）3．老化のスピードにも個人差があり，暦年齢と同じように能力が失われていくわけではない

問6 誤っているのはどれか

（　）1．多細胞生物は同様の寿命を持った各種機能分化した細胞の集まりで，細胞の寿命によって生命体の寿命も決まる
（　）2．単細胞生物はクローン増殖するため，生命体としては不老不死ということになる
（　）3．人体は，多種類の異なる機能を持つ細胞からなる多数の臓器から構成されている

第5章 老 化

Memo

問7 誤っているのはどれか

( ) 1. ヘイフリックは正常細胞の分裂可能回数には，10数回という限界があることを見出した

( ) 2. 分裂の限界を超えた正常細胞は増殖因子で刺激されても分裂しない

( ) 3. 分裂の限界を超えた正常細胞は最終的に細胞死する

問8 誤っているのはどれか

( ) 1. 染色体の末端にはテロメアと呼ばれる繰り返し配列がある

( ) 2. テロメアは1回分裂するたびに短くなり，一定の長さになると分裂しなくなる

( ) 3. すべての正常細胞の寿命はテロメアとヘイフリックの限界で説明可能である

問9 正しいのはどれか

( ) 1. 加齢に伴う正常細胞の分裂可能回数の減少はない

( ) 2. 組織幹細胞は老化しない

( ) 3. 加齢に伴って心筋組織のポンプ機能は低下する

問10 誤っているのはどれか

( ) 1. 分裂しない組織でも，紫外線やウイルス感染などでDNA損傷が入り細胞老化や細胞死が起こる

( ) 2. 心臓や脳では細胞の入れ替えはほとんど起こっていない

( ) 3. 分裂しない細胞は老化しない

問11 老化すると神経細胞同士の伝達速度が遅くなるため，何と何が低下するか

( )

問12 老化すると起こる心臓の弁の病気を何というか

( )

*おさえておきたい老化

Memo

問13 老化すると起こる心臓の刺激伝導系の病気で，房室ブロックともう一つは何か

(   )

問14 酸素と二酸化炭素を交換する肺の部位を何というか

(   )

問15 老化すると呼気時に閉塞しやすくなるのは何か

(   )

問16 1日に糸球体でろ過される血液は約何Lか

(   )

問17 加齢に伴い腎機能が低下するが，その原因として腎臓の何が減少するのか

(   )

問18 加齢に伴い腎血流量が低下すると，何を介して血圧が上昇するのか

(   )

問19 閉経期を迎えると，何が減少して骨粗鬆症になりやすいのか

(   )

問20 加齢に伴って認められる眼の変化二つは何か

(   )

問21 誤っているのはどれか

(   ) 1. 脳の機能は小児期に思考力と判断力が伸びる

(   ) 2. 加齢に伴い知的能力も早い時期から低下する

(   ) 3. 加齢とともに脳神経細胞は確実に減少している

第5章 老　化

Memo

問 22 誤っているのはどれか

( ) 1. 加齢に伴って，心筋と心筋の間にリポフスチンやアミロイドなどの異常なタンパクが沈着する

( ) 2. 血管は内膜，中膜，外膜の3層からなるが，中膜にある平滑筋内のコラーゲンの減少や内膜の肥厚，石灰化などの変化によって血管の弾性が失われてくる

( ) 3. 加齢に伴い心臓内での血液の逆流を防ぐ弁が変性し心弁膜症となる

問 23 誤っているのはどれか

( ) 1. 酸素と二酸化炭素の交換は，肺胞と呼ばれる小さな袋と，肺胞と接する血管との間で行われる

( ) 2. 老化に伴って肺胞が拡張・癒合して肺の表面積が小さくなり，気管支にも痰がたまりやすくなって細くなっている

( ) 3. 老人性肺気腫になると肺胞の面積が大きくなり，酸素と二酸化炭素の交換がうまくいかなくなる

問 24 誤っているのはどれか

( ) 1. 腎臓の働きの一つとしてビタミンDの産生がある

( ) 2. 腎臓の働きは，主に体内の老廃物などの排泄にある

( ) 3. 加齢に伴って動脈硬化などで腎血流量が低下する

問 25 誤っているのはどれか

( ) 1. 筋量は加齢とともに減少し，80歳ころには成人に比べて30〜40%に減少する

( ) 2. 閉経期を迎える50歳ころ，エストロゲンの減少によって骨粗しょう症に罹患する確率が高くなる

( ) 3. 60歳ころには，膝関節，股関節，肘関節および手指の関節にリウマチが認められる

＊老化のまとめ

問1　老化について

肥満を避け，適度な運動をし，タバコは吸わず，アルコールも節制するなど，ライフスタイルの改善に努めれば，年はとっても元気でいられる可能性が高く，逆に糖尿病や高血圧症などの①＿＿＿＿＿に罹患すると，②＿＿＿＿＿はより速いスピードで進行する可能性がある．したがって，90歳になっても元気に働いている人もいれば，70歳で歩行もできなくなり，認知症で外出ができないような人もいる．その意味では，「老化」イコール「③＿＿＿＿＿」ということではない．

問2　単細胞生物と多細胞生物について

多細胞生物は，①＿＿＿＿＿した各種の細胞を用意することで，様々な能力を最大限に発揮して効率よく生きる術を手に入れることができたが，②＿＿＿＿＿という単細胞生物の持つ能力を失わざるを得なかった．しかし，オスとメスの生殖細胞の融合で次世代を生み，遺伝子の継続性を図るという方法を生み出すこととなった．これによって，2つの個体の遺伝子が混ざり合った個体を誕生させることが可能になり，単細胞生物では得ることのできない遺伝子の③＿＿＿＿を獲得できるようになり，生物の③＿＿＿＿がより拡大してきた．

問3　細胞の老化について

正常細胞の分裂回数に関しては，皮膚の①＿＿＿＿＿の培養を繰り返す実験がレオナルド・②＿＿＿＿＿によって行われた．その実験によって正常な分裂回数にはおよそ③＿＿回程度という限界があることを見いだした．この正常細胞の分裂回数の限界は，「②＿＿＿＿＿の限界」と呼ばれている．分裂の限界を超えた細胞の形態は，細い紡錘形の若い細胞とは異なって，幅の広い平らな形態をとるようになり，④＿＿＿＿＿で刺激されても分裂することはなく，最終的には死亡する．

59

第5章 老 化

問4 個体の老化について

人体は，活発に細胞の入れ替えが起こっている①＿＿＿＿＿や表皮組織のような組織と，心臓や②＿＿＿＿＿のように細胞の入れ替えがほとんど起こらない組織の二つから成り立っている．前者には③＿＿＿＿＿が存在して，死にいく細胞の代わりに新しい細胞を常に生み出している．しかし，これも不老不死ではあり得ず，いずれ老化が起こる．④＿＿＿＿＿が不足してくれば老人性貧血となり，表皮細胞も老化に伴って薄く乾燥した皮膚に変化する．一方，心臓などでは，新しい細胞の供給がほとんど起こらず，寿命のきた細胞が徐々に失われ，細胞数が減少する．加齢とともに，心筋組織の⑤＿＿＿＿＿は次第に低下し，神経細胞の喪失に伴って，徐々に⑥＿＿＿の低下などが出現してくる．

問5 脳の老化について

脳の機能は，小児期から成人期，さらに老年期へと年齢とともに変化する．小児期には，①＿＿＿＿と判断力が着実に伸び，成人期には脳の機能が長期間②＿＿＿している．老年期には，個人差が大きいものの，次第に機能は③＿＿＿してくる．特に神経細胞同士の④＿＿＿速度が遅くなるため，⑤＿＿＿＿と作業効率が低下する．⑥＿＿＿＿や新しいことを覚える能力なども比較的早い時期に低下する．⑦＿＿＿＿＿などは，特に病的障害がない限り，80歳ころまで維持される．

問6 心臓の老化について

老化に伴う心臓の変化は，大きく三つに分けられる．第1の変化は心筋に見られる．加齢に伴って，心筋と心筋の間に①＿＿＿＿＿＿やアミロイドなどの異常なタンパクが沈着し，②＿＿＿＿＿＿が増加して線維化が進む．その結果，心臓の壁が肥厚して拡張しにくくなり，③＿＿＿になりやすくなる．第2の変化は，心臓内での血液の逆流を防ぐ④＿＿が変性し，硬化や石灰化が認められ，狭窄や閉鎖不全が認められるようになる．初期には症状もなく，心エコーなどの検査で初めて指摘される場合もあるが，次第に進行して，⑤＿＿＿＿＿となる．第3の変化は，心臓内の刺激伝導系に認められる変性で⑥＿＿＿＿＿＿や脚ブロックなどが出現する．

問7 肺の老化について

肺は，酸素を体内に取り入れ，二酸化炭素を体外に排出するという呼吸を行っている．酸素と二酸化炭素の交換は，①＿＿＿と呼ばれる小さな袋と，それと接する血管との間で行われる．健康な肺では，①＿＿＿の集合体である肺と②＿＿＿＿＿が，吸気時には拡張し呼気時には③＿＿＿される．ところが，老化に伴って肺の表面積が④＿＿＿なり，②＿＿＿＿＿にも痰がたまりやすくなって細くなっている．

＊老化のまとめ

問8　腎臓の老化について

腎臓には，①_____，近位尿細管，ヘンレ系蹄，遠位尿細管，集合管からなる②_____が約100万個もあり，1日に③___L以上の血液をろ過して，④_____を排泄している．老化により，動脈硬化などで⑤_____が減少し，②_____の数が減少する．②_____数の減少と⑤_____の減少は，時間当たりの①_____ろ過量の減少をもたらし，血中④_____の増加をもたらすことになる．⑤_____の減少は，⑥_____・アルドステロン系の活性化を介して血圧上昇をもたらす．

問9　筋骨格系の老化について

筋肉では，筋線維の減少と筋線維自体の萎縮による筋肉量の低下が認められる．筋肉の重量は成人では全体の約①___%にも達するが，加齢とともに減少し，80歳ころには成人に比べて②___〜40%も減少すると言われている．骨では，骨密度と骨量の減少が認められ，人によっては③_____になる．特に女性では，閉経期を迎える50歳ころにカルシウムの骨沈着を促進する④_____の減少によって罹患する確率が高い．関節では，関節⑤___の変性が起こる．変性が進むと，⑤___が消失して骨と骨が直接当たることになって痛みを伴い，関節腔内に水がたまったりするようになる．60歳ころには，膝関節，股関節，肘関節および手指の関節で⑥_____が認められるといわれている．

第6章 感染と感染症

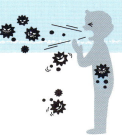

＊おさえておきたい感染と感染症

Memo

問1 微生物が体内に侵入して発病する場合を何というか

（　　　　　　　　　　　　　　　）

問2 微生物が体内に侵入して発病しない場合を何というか

（　　　　　　　　　　　　　　　）

問3 抗生物質の効かなくなった細菌を何というか

（　　　　　　　　　　　　　　　）

問4 既知の感染症で，既に公衆衛生上の問題とならない程度までに患者が減少していたが，近年再び流行し始め，患者数が増加したものを何というか

（　　　　　　　　　　　　　　　）

問5 AIDSのように昔なかった病気で新しく出現する感染症を何というか

（　　　　　　　　　　　　　　　）

問6 病院は防御能の低い患者がいる場所でもあり，病院内では感染症が集団発生することがある．この感染症を何というか

（　　　　　　　　　　　　　　　）

問7 誤っているのはどれか

（　）1．感染とは，病原微生物が宿主の組織に侵入し，増殖し始めることを指す
（　）2．微生物が侵入しても発病しないことを顕性感染と呼ぶ
（　）3．感染症とは，病原微生物が宿主の組織に侵入し，宿主に異常が生じて発病することを指す

第6章 感染と感染症

Memo

問8 誤っているのはどれか

( ) 1. 感染症は外来でよく見る疾患の中では頻度が高くない

( ) 2. 感染症は耐性菌の出現などで存在感を増している

( ) 3. 感染症は新種の細菌やウイルスの出現などによって存在感を増している

問9 正しいのはどれか

( ) 1. ある特定の地域にのみ存在する病原菌も存在しており，こうした地域に限定した病気を地方病と呼ぶ

( ) 2. 交通手段の発達などで，ある地域に限定していた感染症が世界中に広まることがあり，このような新しく認められる病気を新興感染症と呼ぶ

( ) 3. 狂犬病は新興感染症の一つである

問10 正しいのはどれか

( ) 1. 既知の感染症で，既に公衆衛生上の問題とならない程度までに患者が減少していたが，再び流行し始め，患者数が増加したものを再興感染症と呼ぶ

( ) 2. 結核は新興感染症の一つである

( ) 3. SARSは再興感染症の一つである

問11 誤っているのはどれか

( ) 1. 病院内では集団感染が発生しやすく，この感染を院内感染と呼ぶ

( ) 2. インフルエンザは現在，著明に増加している新興感染症である

( ) 3. 院内感染では薬剤耐性菌による感染症も多く，発生予防が重要である

問12 感染症の原因となる微生物を何というか

( )

問13 微生物の病原性は何によって決まるか(三つ)

(, ,)

✻おさえておきたい感染と感染症

Memo

問 14 感染症を発症させる要因で，微生物側の病原性と宿主側の何によって決まるか

（　　　　　　　　　　　　　　　）

問 15 細胞核を持たない細菌のような微生物を何というか

（　　　　　　　　　　　　　　　）

問 16 細胞核を持つ真菌のような微生物を何というか

（　　　　　　　　　　　　　　　）

問 17 皮膚や口腔内に常時存在する細菌の集団を何というか

（　　　　　　　　　　　　　　　）

問 18 胃の中で分泌され，細菌に汚染された食物を消毒するものは何か

（　　　　　　　　　　　　　　　）

問 19 口腔内に多く見られる細菌は何というか

（　　　　　　　　　　　　　　　）

問 20 誤っているのはどれか

（　）1．感染症の原因となる微生物を病原体と呼ぶ

（　）2．病原体には病原性がある

（　）3．微生物の病原性は増殖性と毒力によって決まる

問 21 誤っているのはどれか

（　）1．増殖性とは微生物が宿主内で増殖できる能力の高さをいう

（　）2．毒力とは感染したときに宿主にどの程度の強さの症状をもたらすのか，その能力を指す

（　）3．微生物は病原性微生物と非病原性微生物に明確に分けられる

第6章 感染と感染症

Memo

問22 正しいのはどれか

( ) 1. 細菌の平均的な大きさは1mmの1/10000程度である

( ) 2. ウイルスの大きさは細菌の1/1000程度で電子顕微鏡でなければ見えない

( ) 3. ウイルスは生きるためのタンパクを欠如しており，無生物に近い

問23 誤っているのはどれか

( ) 1. 微生物のうち細胞核を持たないものは原核生物と呼ばれる

( ) 2. 微生物のうち細胞核を持つものは真核生物と呼ばれる

( ) 3. 真核生物は多細胞生物である原虫と真菌に分けられる

問24 誤っているのはどれか

( ) 1. プリオンは異常なタンパクで，感染症を起こすが生物ではない

( ) 2. ウイルスとプリオンを除くと，微生物はほとんど生物である

( ) 3. 感染症で見られる症状は感染そのものがもたらしたものである

問25 誤っているのはどれか

( ) 1. 皮膚，口腔内，大腸には常在する多数の菌が存在する

( ) 2. 口腔内で汚染された食物は胃の中の胃酸によって滅菌される

( ) 3. 口腔内の細菌は主にブドウ球菌で占められている

✱おさえておきたい感染と感染症

Memo

問26 誤っているのはどれか

( ) 1. 皮膚に常在する多数の菌は重層扁平上皮によって皮膚内に侵入できないため，感染症を引き起こすことはない

( ) 2. 口腔内にいる常在菌も口腔ケアを怠らない限り問題を起こすことはない

( ) 3. 大腸内の細菌叢は菌種として1000以上，100兆個もある

問27 誤っているのはどれか

( ) 1. 腸内細菌は乳酸菌やバクテロイデスや大腸菌など多様な菌種に分けられる

( ) 2. 腸内細菌叢の役割としては，ビタミン産生などの利点もある

( ) 3. 腸内細菌叢の菌種は年齢によって変化し，高齢者では乳酸菌などが増加する

問28 感染に対する防御能は何というか

(   )

問29 感染症の予防のために使われる無毒化病原体などの医薬品を何というか

(   )

問30 生まれつき備わっている非特異的防御機構を別の名前で何というか

(   )

問31 細菌感染に対して働く，自然免疫を担う細胞は，マクロファージと何か

(   )

問32 ウイルス感染した細胞を排除する自然免疫を担う細胞を何というか

(   )

第6章 感染と感染症

Memo

問 33 体液中の存在する抗体によって担われる防御機構を何というか

（　　　　　　　　　　　　　　　　　　　　　）

問 34 微生物が侵入した際に微生物のタンパクが異物=敵としてTリンパ球に提示されるが，この過程を何というか

（　　　　　　　　　　　　　　　　　　　　　）

問 35 抗体を産生するリンパ球を何というか

（　　　　　　　　　　　　　　　　　　　　　）

問 36 誤っているのはどれか

（　）1. 自然免疫は進化の過程の後期になって作られた
（　）2. 涙や鼻水や唾液は微生物の侵入を防止する非特異的防御機構の一端を担っている
（　）3. 強酸性の胃液は細菌感染に対する防御機構として働いている

問 37 正しいのはどれか

（　）1. ウイルスに対してはマクロファージと好中球が貪食で対処する
（　）2. ウイルス感染細胞の排除は抗体によって行われる
（　）3. 非特異的防御機構の働きによって発赤，腫脹などの炎症反応が起こる

問 38 誤っているのはどれか

（　）1. マクロファージや好中球は侵入した微生物を取り込んで抗原をリンパ球に提示する
（　）2. 特異的免疫の一つは体液中にある抗体による液性免疫である
（　）3. 特異的免疫の一つはキラーTリンパ球によって担われる細胞性免疫である

＊おさえておきたい感染と感染症

Memo

問39 誤っているのはどれか

（　）1．リンパ球にはBリンパ球とTリンパ球がある
（　）2．Tリンパ球は胸腺（Thymus）で成長する
（　）3．Bリンパ球は骨（Bone）で成長し，抗体を産生する

問40 感染源から周囲に広がっていく感染を何というか

（　　　　　　　　　　　　　　　　　　　　）

問41 母親から子供に縦に広がる感染を何というか

（　　　　　　　　　　　　　　　　　　　　）

問42 胎児が子宮内で胎盤を経由して病原体に感染することを何というか

（　　　　　　　　　　　　　　　　　　　　）

問43 出産時に胎児が産道を通過する際に感染することを何というか

（　　　　　　　　　　　　　　　　　　　　）

問44 出生後に母乳を介して感染することを何というか

（　　　　　　　　　　　　　　　　　　　　）

問45 感染者との接触，キス，性行為など，体が接触することによって感染する経路を何というか

（　　　　　　　　　　　　　　　　　　　　）

問46 くしゃみや咳などで飛び出す飛沫（唾液など）を吸い込むことによって感染する経路を何というか

（　　　　　　　　　　　　　　　　　　　　）

問47 微小な粒子となって大気中に浮遊している飛沫核によって感染する経路を何というか

（　　　　　　　　　　　　　　　　　　　　）

第6章 感染と感染症

Memo

問 48 蚊やシラミなどの節足動物によって感染する経路を何というか

( )

問 49 誤っているのはどれか

( ) 1. 感染症の発症には，感染源(病原体の存在)，感染経路，感受性の宿主(被感染者)の３大要因が必要である

( ) 2. 感染しているが症状のない保菌者には，感染後症状が出るまでの潜伏期保菌者と健康保菌者の２種類がある

( ) 3. 土壌，水，大気中には多数の微生物が存在しており，感染源となる

問 50 誤っているのはどれか

( ) 1. 病原体の感染から症状が出現するまでの期間を潜伏期と呼ぶが，ほぼ数日間である

( ) 2. 感染源から周囲のヒトに広がっていく水平感染と，母親から子供に縦に伝わる垂直感染がある

( ) 3. 病原体の病原性と宿主の抵抗能力のバランスによって発症する場合もあれば，発症しない場合もありうる

＊感染と感染症のまとめ

問1 感染と感染症について

感染とは，①＿＿＿＿＿＿が宿主の組織に侵入し，増殖し始めることを指す．しかし，感染があっても必ずしも病気が発症するとは限らない．症状が現れず，発病しない場合を②＿＿＿＿＿と呼び，発病した場合を③＿＿＿＿＿と呼ぶ．そして，①＿＿＿＿＿＿が宿主の組織に侵入し，増殖し始めた結果，宿主に異常が生じて発病することを④＿＿＿＿＿と呼ぶ．また，感染から発病までの期間を⑤＿＿＿＿＿と呼ぶ．

問2 新興感染症と再興感染症について

世界中のいたるところに存在する病原菌のほかに，ある特定の地域にのみ存在する病原菌もある．こうしたある地域に限定した①＿＿＿＿＿として知られていた疾患が，航空機の発達に伴い流行地域から24時間以内に別の遠隔地域に拡散することがまれではなくなった．このようにこれまで知られていなかった，新しく認識された感染症で，局地的あるいは国際的に公衆衛生上問題となる感染症を②＿＿＿＿＿＿と呼ぶ．世界保健機構（WHO）の定義によると，「既知の感染症で，既に公衆衛生上の問題とならない程度までに患者が減少していた感染症のうち，近年再び流行し始め，患者数が増加したもの」が③＿＿＿＿＿＿と呼ばれている．

問3 院内感染について

病気を治療する場である病院は，多様な病原体に感染した患者が集まり，①＿＿＿＿＿＿が数多く生息している場所でもある．また，がんや重篤な疾患を抱える患者も多く，感染症にかかりやすい人が多数存在する場所でもある．そのため，病院内では②＿＿＿＿＿が発生しやすく，治療が困難な重篤な感染症が発生する可能性も高い．

第6章 感染と感染症

問 4 **病原体について**

ヒトの感染症の原因となる微生物を①＿＿＿＿といい，その微生物には②＿＿＿＿があるという．感染を受ける側のヒトを③＿＿と呼ぶ．微生物の②＿＿＿＿は，④＿＿＿＿，＿＿＿＿，＿＿＿＿の3要因によって決まる．⑤＿＿＿＿とは，体内へ侵入する能力の高低を意味し，⑥＿＿とは，その病原体が感染した時にどの程度の強さの症状をもたらすかその能力を意味する．また，⑦＿＿＿＿とは，微生物がある種の宿主の体内で安定して増殖できる能力の高低を意味する．微生物が感染症を引き起こすには，この三つの要因を満たしている必要がある．しかし，感染後に発病するのかどうかは②＿＿＿＿のみで決まるのではなく，宿主の⑧＿＿＿＿と微生物の②＿＿＿＿のバランスによって決まる．つまり，私たちの周囲に存在しているおびただしい数の微生物を「②＿＿＿＿のもの」と「⑨＿＿＿＿のもの」の二つに分ける考え方は間違いで，②＿＿＿＿のないものと考えられてきた微生物でも，⑩＿＿＿＿が低下すれば②＿＿＿＿を示す可能性がある．

問 5 **微生物の分類について**

病原体となりうる微生物は，核膜で囲まれた細胞核を持つ①＿＿＿＿＿＿と細胞核を持たない②＿＿＿＿＿＿，＿＿＿＿＿，＿＿＿＿＿タンパクに分けられる．生物と無生物の境界は，厳密に定めることが難しいが，原則的に生物として生きていくためのタンパクと，次世代を生み出すための遺伝物質の両方を持っているものを生物と定義することが多い．その定義に従うと，③＿＿＿＿には生きていくためのタンパクを欠如しており，遺伝物質を包む外郭タンパクでできているため，生物には入らない．④＿＿＿＿は，スピロヘータ，⑤＿＿＿，マイコプラズマ，リケッチア，クラミジアに分けられ，①＿＿＿＿は，多細胞生物である⑥＿＿＿と単細胞生物の原虫に分けられる．

問 6 **常在細菌叢について**

人体そのものが数多くの微生物との共生の場となっており，ヒトの皮膚や①＿＿＿の表面に定着している微生物の集団を②＿＿＿＿＿＿と呼び，③＿＿＿のみを問題にする場合は常在細菌叢と呼ぶ．胎内にいる胎児は無菌状態だが，産道内を通過する際に細菌の寄生が始まり，その後，皮膚（100万個/cm²），④＿＿＿内（1000億個以上），⑤＿＿＿内（100兆個以上）などに多数の常在細菌叢が存在するようになる．皮膚上に細菌が存在しても，⑥＿＿＿＿＿＿を通過して細菌が皮下組織にまで侵入するとは考えられないので，皮膚上の常在細菌叢の存在は，危険ではないと考えられる．

＊感染と感染症のまとめ

問7 非特異的防御機構について

ヒトの体内への病原微生物の侵入口は，皮膚，①＿＿＿＿，消化器，生殖器などで，皮膚や粘膜の上皮細胞そのものが侵入防御に働いている．涙，鼻汁，唾液や，その中に含まれる抗菌作用を持つ②＿＿＿などが微生物の侵入を防ぐ．咳やくしゃみ，気管支や腸の上皮細胞から分泌される粘液や繊毛の運動，胃液，排尿，常在細菌叢などで防御している．これらの機構が非特異的防御機構③＿＿＿＿の一次防御ラインとして働いている．

問8 特異的防御機構について

①＿＿＿＿では排除できなかった病原微生物を排除するシステムとして，進化の後期に誕生したのが特異的防御機構②＿＿＿＿である．これは，主に体液中に存在する抗体によって担われる③＿＿＿＿機構とウイルス感染した細胞内のウイルスを排除するために必要なキラーリンパ球によって担われる④＿＿＿＿機構の二つが存在する．病原体が体内に侵入すると，全身の組織中に存在する⑤＿＿＿＿や樹状細胞，Bリンパ球によって捕らえられ，細菌やウイルスの異物タンパクが⑥＿＿＿＿に「異物＝敵」として示される．

この過程は，⑦＿＿＿＿と呼ばれる段階で，免疫の主役を務めるリンパ球に対して敵がどれかを教える重要な段階である．敵がどれかを教えられたTリンパ球の中の⑧＿＿＿＿＿は，サイトカインを放出してBリンパ球の⑨＿＿＿＿への分化と抗体産生を援助する．産生された抗体は，ウイルスや細菌に結合して，異物排除機構をスタートさせる．これが③＿＿＿＿と呼ばれている機構である．抗体の攻撃をすり抜けて，細胞内に感染してしまったウイルスなどは，抗体による排除は不可能になるため，その後⑩＿＿＿＿によって感染細胞ごと破壊される．このように細胞を破壊してまでウイルスの排除を行おうとする④＿＿＿＿機構は，肝炎発症の原因になるなど副作用を伴う反応である．

問9 感染経路について

体内や環境中にある病原体が，未感染の体内を感染させるに至るまでの経路を感染経路と呼ぶ．感染経路を大きく分けると，ヒトや環境などから周囲のヒトへの，いわゆる通常の感染伝播である①＿＿＿＿と，母体から胎児に伝わる②＿＿＿＿がある．①＿＿＿＿に至る感染経路には以下のような経路がある．感染源であるヒトや動物との直接の接触（キス，性行為など）や汚染された食器や手すりなどを介した間接的な接触から感染する③＿＿＿＿，くしゃみや咳などで飛び出す唾液などを吸い込むことによって感染する④＿＿＿＿，飛沫の水分が蒸発し，病原体を含んだ微小な粒子が空気中に浮遊し，主に呼吸によって吸い込み，感染する⑤＿＿＿＿，飲料水や食品中に混入した病原体によって感染する⑥＿＿＿＿，蚊やダニなどの節足動物によって感染する⑦＿＿＿＿などがある．

第7章 免疫と免疫異常

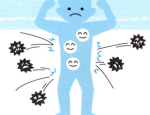

＊おさえておきたい免疫と免疫異常

Memo

問1 微生物が体内に侵入した際に最初に活性化して微生物を捕まえてリンパ球に敵であることを教える細胞の代表は何か
（　　　　　　　　　　　　　　　）

問2 マクロファージが微生物を貪食したのちに分泌する細胞の増殖や活性化を刺激する因子を総称して何と呼ぶか
（　　　　　　　　　　　　　　　）

問3 微生物の侵入後に侵入局所で作られて脳の発熱中枢を刺激する物質を何と呼ぶか
（　　　　　　　　　　　　　　　）

問4 ヘルパーT細胞が分泌し，β細胞やキラーT細胞の増殖を刺激する物質を何と呼ぶか
（　　　　　　　　　　　　　　　）

問5 蚊に刺されると腫れてくるような，特定の抗原に対する過剰な反応を起こす現象を何と呼ぶか
（　　　　　　　　　　　　　　　）

問6 1901年にランドシュタイナーが発見した血液型を何と呼ぶか
（　　　　　　　　　　　　　　　）

問7 臓器移植をする際に与える側と受け取る側で合わせておかなければならない組織の型のことを何と呼ぶか
（　　　　　　　　　　　　　　　）

問8 ハブに噛まれた時に抗体や抗体を含む血清を注入する血清療法を何と呼ぶか
（　　　　　　　　　　　　　　　）

第7章 免疫と免疫異常

Memo

問9 ワクチン接種のように生体内での抗体産生を誘導する治療法を何と呼ぶか

（　　　　　　　　　　　　　　　）

問10 T細胞に異物の抗原であることを知らせるマクロファージや樹状細胞などの細胞を何と呼ぶか

（　　　　　　　　　　　　　　　）

問11 抗体は2本の軽鎖と2本の何でできているか

（　　　　　　　　　　　　　　　）

問12 ヒト免疫グロブリンの中で最も多く，胎盤を通過する抗体を何と呼ぶか

（　　　　　　　　　　　　　　　）

問13 1回目の異物の侵入によって作られ，最も大きい抗体を何と呼ぶか

（　　　　　　　　　　　　　　　）

問14 鼻汁や腸液に含まれ，粘膜で働く2量体構造の抗体を何と呼ぶか

（　　　　　　　　　　　　　　　）

問15 誤っているのはどれか

（　　）1. もともと免疫とは，「疫病を免れる」力を意味している

（　　）2. インフルエンザウイルスの一部を皮下に接種することをインフルエンザワクチン接種と呼ぶ

（　　）3. ある特定の異物や病原体を排除する機構を特異的防御機構（獲得免疫）と呼ぶ

＊おさえておきたい免疫と免疫異常

Memo

問16 正しいのはどれか

( ) 1. インフルエンザウイルスが咽頭粘膜に侵入すると, 局所のマクロファージがIL-2などのサイトカインを分泌する

( ) 2. 感染局所で産生されるサイトカインが脳の発熱中枢を刺激して熱発する

( ) 3. ウイルスを貪食して活性化したマクロファージなどがT細胞に抗原を提示する

問17 正しいのはどれか

( ) 1. 蚊に刺されると, 蚊によって注入された唾液に対してIgG抗体が産生される

( ) 2. β細胞からヒスタミンなどが産生され, 近辺の血管が膨張し, 血漿が滲出して腫れてくる

( ) 3. 特定の抗原に対して, 過剰に反応する現象をアレルギー反応と呼んでいる

問18 誤っているのはどれか

( ) 1. ランドシュタイナーが1901年にABO血液型を発見した

( ) 2. 異なる血液型の輸血は安全である

( ) 3. 臓器移植する際には主要組織適合抗原を合わせる必要がある

問19 誤っているのはどれか

( ) 1. キラーT細胞は, 自己の細胞の主要組織適合抗原上にウイルス抗原などの異物の抗原が提示されていると攻撃する

( ) 2. 臓器移植は主要組織適合抗原を合わせれば, キラーT細胞によって攻撃されない

( ) 3. キラーT細胞は, 異なる主要組織適合抗原を発現している非自己の細胞を攻撃する

第7章 免疫と免疫異常

Memo

問20 誤っているのはどれか

( ) 1. 好中球やNK細胞は自然免疫として働いている

( ) 2. ヒトの皮膚や粘膜は自然免疫の一部として働いている

( ) 3. インターフェロンはウイルスに対して獲得免疫として働いている

問21 誤っているのはどれか

( ) 1. ジフテリアに対する抗体はジフテリアに対してのみ働く

( ) 2. ハブに噛まれた時には，抗ハブ毒血清を注入すると効く

( ) 3. 抗血清を注入する治療法を能動免疫と呼ぶ

問22 誤っているのはどれか

( ) 1. 抗原提示細胞は異物のタンパクなどの抗原を β 細胞に教えている

( ) 2. β 細胞はヘルパー T細胞の産生するIL-2 によって増殖する

( ) 3. キラー T細胞はヘルパー T細胞の産生するIL-2 によって増殖する

問23 誤っているのはどれか

( ) 1. 胎盤を通過する，異物の2回目の侵入によって産生されるのはIgGである

( ) 2. 1回目の異物の侵入によって産生される2量体の免疫グロブリンはIgMである

( ) 3. 粘膜局所で働くのはIgAである

問24 即時型アレルギーとも呼ばれ，花粉症の発症メカニズムでもあるアレルギーを何と呼ぶか

( )

*おさえておきたい免疫と免疫異常

Memo

問25 花粉症の発症に関わる因子は，肥満細胞，ヒスタミンと何という抗体か

（　　　　　　　　　　　　　　　　　　　）

問26 細胞障害型アレルギーとも呼ばれる抗体によって赤血球などの細胞が破壊されるアレルギーを何と呼ぶか

（　　　　　　　　　　　　　　　　　　　）

問27 免疫複合体型アレルギーとも呼ばれ，抗原抗体複合体が血管壁などに沈着して起こるアレルギーを何と呼ぶか

（　　　　　　　　　　　　　　　　　　　）

問28 遅延型アレルギーとも呼ばれ，T細胞の過剰反応によって起こるアレルギーを何と呼ぶか

（　　　　　　　　　　　　　　　　　　　）

問29 遅延型アレルギーの一つで，結核の感染の有無を判定する反応を何と呼ぶか

（　　　　　　　　　　　　　　　　　　　）

問30 自己抗体の刺激によって起こる刺激型アレルギーと呼ばれるアレルギーを何と呼ぶか

（　　　　　　　　　　　　　　　　　　　）

問31 刺激型アレルギーの一つで，甲状腺機能亢進を呈する疾患を何と呼ぶか

（　　　　　　　　　　　　　　　　　　　）

問32 正しいのはどれか

（　　）1. 花粉症やアレルギー性鼻炎などはⅡ型アレルギーによって発症する

（　　）2. 肥満細胞からの顆粒の放出に伴ってヒスタミンなどの化学物質が血管を拡張させる

（　　）3. 機序にはIgDが関与する

第7章 免疫と免疫異常

Memo

問 33 | 正しいのはどれか

( ) 1. 自己免疫性溶血性貧血の赤血球破壊はⅢ型アレルギーの機序によって起こる

( ) 2. 異型輸血の赤血球破壊はⅡ型アレルギーの機序によって起こる

( ) 3. 細胞内の抗原に対する抗体の結合によってⅡ型アレルギーは起こる

問 34 | 誤っているのはどれか

( ) 1. 溶連菌感染後の急性腎炎はⅢ型アレルギーによって起こる

( ) 2. 抗原抗体複合物，補体，マクロファージが関与する

( ) 3. 慢性糸球体腎炎のほとんどがⅢ型アレルギーによって起こる

問 35 | 誤っているのはどれか

( ) 1. ツベルクリン反応はⅣ型アレルギーによって起こる

( ) 2. 臓器移植後の拒絶反応はⅣ型アレルギーによって起こる

( ) 3. Ⅳ型アレルギーは液性免疫が関与している

問 36 | 正しいのはどれか

( ) 1. Ⅴ型アレルギーには細胞内部の抗原に対する抗体が関与している

( ) 2. バセドウ病の発症にⅤ型アレルギーが関与している

( ) 3. Ⅴ型アレルギーでは，抗体が抗原に結合して細胞機能を抑制する

＊おさえておきたい免疫と免疫異常

Memo

問37 誤っているのはどれか

( )1. アレルギーで最も多く認められるのはI型アレルギー
である

( )2. 感染局所でできる抗原抗体複合物は好中球の浸潤を
刺激する

( )3. 侵入した細菌が抗体で破壊されるメカニズムはII型
アレルギーとは違う

問38 自己の細胞にリンパ球が反応しないメカニズムに関与する
T細胞の名前は何か

( )

問39 ある特定の臓器に存在する抗原を標的とする自己免疫疾患
を何と呼ぶか

( )

問40 膠原病で認められる膠原線維の変性を何と呼ぶか

( )

問41 誤っているのはどれか

( )1. 自己の細胞に反応するTリンパ球は破壊されてなく
なっている

( )2. 抑制性T細胞の存在はリンパ球が自己に反応しない
メカニズムに関与している

( )3. 膠原病では膠原線維が標的となって自己免疫応答が
起こっている

問42 誤っているのはどれか

( )1. 自己免疫疾患で病態が形成される機序にはアレルギ
ー反応が関与している

( )2. 自己免疫性溶血性貧血では，自己の赤血球表面の抗
原が標的となっている

( )3. 膠原病では，II型アレルギーの機序で膠原線維のフ
ィブリノイド変性が起こる

81

第7章 免疫と免疫異常

Memo

問 43 健常人では病原性を持たない微生物の感染によって，免疫能の低下した人に起きる感染症を何と呼ぶか

（　　　　　　　　　　　　　　　　　　　　　　）

問 44 ディジョージ症候群は，何性の免疫不全症か

（　　　　　　　　　　　　　　　　　　　　　　）

問 45 ブルートン型無ガンマグロブリン血症は，何性の免疫不全症か

（　　　　　　　　　　　　　　　　　　　　　　）

問 46 ADA欠損症は，どんな免疫不全症の疾患か

（　　　　　　　　　　　　　　　　　　　　　　）

問 47 細胞表面にある自己と非自己を区別する抗原で，ヒト白血球抗原(HLA)とも呼ばれるものを何と呼ぶか

（　　　　　　　　　　　　　　　　　　　　　　）

問 48 移植されたリンパ球が宿主の体の細胞を異物として攻撃する反応を何と呼ぶか

（　　　　　　　　　　　　　　　　　　　　　　）

問 49 正しいのはどれか

（　）1．インフルエンザは日和見感染症である
（　）2．ディジョージ症候群は液性免疫不全症である
（　）3．ADA欠損症は複合型免疫不全症である

問 50 誤っているのはどれか

（　）1．主要組織適合抗原は自己と非自己を区別する目印で，ヒトではHLAとも呼ばれている
（　）2．主要組織適合抗原のクラスIIはすべての細胞に発現している
（　）3．臓器移植で主要組織適合抗原を合わせても拒絶反応は起こりうる

✳免疫と免疫異常のまとめ

問1 感染免疫について

免疫とは，①＿＿＿＿＿＿力を意味しており，異物である病原体が侵入すると，非特異的感染防御機構の②＿＿＿免疫と特異的感染防御機構の③＿＿＿免疫が働きだして病原体を体内から排除する機構を指す．例えばインフルエンザウイルスが咽頭粘膜に侵入すると，局所の④＿＿＿＿＿＿＿がウイルスを貪食し，⑤＿＿＿＿＿＿を分泌する．⑤＿＿＿＿＿＿は，その後の特異的免疫応答において細胞の活性化や増殖を刺激すると同時に，⑥＿＿＿＿＿＿＿の産生を介して，脳の視床下部にある体温調節中枢を刺激して発熱を引き起こす．活性化した④＿＿＿＿＿＿＿などからヘルパーTリンパ球へのインフルエンザ抗原が提示され，ヘルパーTリンパ球から⑦＿＿＿＿＿＿＿などが産生され，Bリンパ球や⑧＿＿＿＿＿＿の増殖が刺激される．

問2 アレルギーについて

蚊は血液を吸う際に抗凝血作用物質を含む唾液を注入する．この唾液が異物と認識されて，Bリンパ球により産生された①＿＿が②＿＿＿＿に結合して③＿＿＿＿＿を分泌させることで，近辺の血管が拡張し，血管から血漿が滲出して赤く腫れ上がってくる．同時に神経が刺激されるためにかゆみを感じるようになる．この現象をアレルギー反応と呼ぶ．花粉症は，涙が出たり，鼻水が出たり，くしゃみが止まらなくなったりするが，実は，花粉という異物が侵入したことに対する④＿＿＿＿＿の結果であり，これも蚊に指されたときと同様の⑤＿＿＿＿＿＿である．

問3 輸血と移植について

ランドシュタイナーは，人の血液には①＿＿＿＿＿＿があり，同じ血液型を輸血しなければ，重い副作用や死亡事故を招くことを見出した．血球の表面には糖鎖抗原があり，O型の人の糖鎖抗原を基本としていくつかの異なる糖鎖抗原を表現している血球に分けられることがわかった．それぞれA型，B型，AB型に分類されている．O型の人には，抗②＿＿抗体と抗③＿＿抗体があるため，O型以外の人から輸血すると，抗体が輸血された血球を破壊してしまう．また，臓器を移植するためには，組織型を合わせる必要があることがわかってきた．つまり他人の血液や臓器などは④＿＿＿であることがわかってきたのである．したがって，血液型や組織型の⑤＿＿＿＿＿＿を合わせない限り，移入された他人の血液も臓器も排除される結果になるため，型を合わせる必要があり，⑥＿＿＿＿＿を必要とする場合もある．

第7章 免疫と免疫異常

問4 免疫監視機構について

人体に備わっている，異物（細菌，ウイルスなど）を排除しようとする機構は2種類ある．① _____ は，どのようなタイプの異物であっても排除しようとする一般部隊で，② _____ とも呼ばれている．一方③ _____ は，敵にあわせたスペシャリストの防衛部隊で，④ _____ とも呼ばれている．② _____ には，表皮や涙や鼻汁のように物理的に異物の侵入を阻止する機構，⑤ _____ のようにウイルス感染時に分泌されてウイルスの増殖を阻害する機構，⑥ _____ や⑦ _____ のように細菌を貪食する細胞，ウイルス感染細胞を破壊する⑧ _____ のような細胞性因子などが含まれている．特異的免疫応答は二つに分けられる．⑨ _____ と⑩ _____ である．前者は，β細胞由来の⑪ _____ が関与する防御機構である．β細胞表面の表面⑪ _____ に結合する異物を抗原と認識して活性化して増殖する．さらに活性化したβ細胞は⑫ _____ に分化して抗原特異的な⑪ _____ を産生する．

問5 細胞性免疫について

リンパ球に提示するマクロファージ，Bリンパ球などの① _____ が異物の持つ抗原を処理して細胞表面の② _____ 上に提示する．自己の抗原を認識するT細胞は排除されるか，不活性化されているため，非自己の抗原のみがリンパ球によって敵として認識される．① _____ から非自己抗原を提示された③ _____ が活性化して④ _____ などのリンフォカインを産生する．非自己の主要組織適合抗原や非自己抗原を提示された⑤ _____ が増殖して，移植された他人の細胞やウイルス感染した細胞などを破壊する．

＊免疫と免疫異常のまとめ

問6 抗体について

抗体は①＿＿＿＿＿＿＿＿というタンパクである．抗原と結合する②＿＿＿＿＿と，結合に関係しない定常領域から成り立っている．抗体は2本の③＿＿＿と2本の④＿＿＿からできており，五つのタイプに分けられている．⑤＿＿＿は，ヒト①＿＿＿＿＿＿＿＿の70〜75%を占め，血漿中に最も多い．半減期は⑥＿＿日と最も長い．2回目の異物の侵入によって産生が刺激される．胎盤を通過する唯一の抗体で，新生児の感染抵抗性の源となっている．⑦＿＿＿は，ヒト①＿＿＿＿＿＿の約10%を占め，⑧＿＿＿＿として存在するため，分子量が最も大きい．1回巨の異物侵入後に産生される抗体で，初期免疫応答に関与している．⑨＿＿＿は，ヒト①＿＿＿＿＿＿の10〜15%を占め，主に鼻汁，唾液，母乳，腸液中に存在する．分泌される場合には⑩＿＿＿の構造をとり，粘膜での異物排除に働いている．⑪＿＿＿は，ヒト①＿＿＿＿＿＿＿の0.001%以下と極微量しか存在しない抗体で，アレルギー反応に関係している．⑫＿＿＿は，ヒト①＿＿＿＿＿＿＿の1%以下で，主にβ細胞表面に存在し，抗体産生の誘導に関与する．

問7 I型アレルギーについて

①＿＿＿＿＿＿，アレルギー性鼻炎，②＿＿＿＿＿などの古くから知られる代表的アレルギー疾患はI型アレルギーによる．蚊に刺されて腫れてくる現象もこの機序によって起こる．その機序は，アレルゲンに感作されると③＿＿＿抗体が産生され，④＿＿＿＿＿に結合する．この③＿＿＿に抗原が再度結合すると⑤＿＿＿＿＿が放出される．これが，血管透過性の亢進や血管拡張などを誘導し，⑥＿＿＿や腫脹が起こり，末梢神経が刺激される結果，かゆみなどを感じる．

問8 II型アレルギーについて

細胞膜上の抗原に対する抗体が産生された状況で，抗原が入ると①＿＿＿＿＿を起こす．赤血球に対する自己抗体が産生されて赤血球の破壊が起こる②＿＿＿＿＿＿＿＿＿や，血小板に対する自己抗体が産生されて血小板が破壊される③＿＿＿＿＿＿＿＿＿はII型アレルギーによって起こる．異型輸血後の溶血反応もこの機序による．

第7章 免疫と免疫異常

問9 Ⅲ型アレルギーについて

Ⅲ型アレルギーでは，障害される組織とは無関係の可溶性抗原と①_____の結合した②_____が小さな血管の壁に沈着し，そこに③_____が結合すると④_____が呼び寄せられ，タンパク分解酵素を放出する．Ⅲ 型アレルギーの例としては，⑤_____１次感染に続いて３〜４週間後に急性糸球体腎炎を発症することがある．なお，抗体が細胞表面抗原に結合した後で，細胞の⑥_____を誘導した場合をV型アレルギーと呼んでいる．

問10 Ⅳ型アレルギーについて

T細胞によって起こるアレルギーをⅣ型アレルギーという．抗原によって活性化した①_____から様々な②_____が産生され，マクロファージや③_____が活性化して，組織障害をもたらすことによって起こるアレルギーを指す．結核感染による④_____の形成，乾酪壊死，⑤_____反応などはこの反応によって起こる．臓器移植後の拒絶反応もこの反応である．T細胞の活性化と増殖，T細胞による組織障害に 48 時間以上かかるため⑥_____反応とも呼ばれている．

問11 自己免疫疾患と免疫不全について

①_____に対してはリンパ球が反応しないようになっている．リンパ球が自己の細胞に対して反応性を示さない理由として，②_____が存在することが知られている．この状態がなんらかの理由で崩れると，①_____が攻撃されて自己免疫疾患が発症する．全身性の自己免疫疾患では膠原線維の③_____が認められるので④_____と呼ばれる．自己免疫疾患の発症機序は不明であるが，例えば⑤_____では，自己の赤血球表面抗原に対して自己抗体が形成されて，⑥_____アレルギーの機序で赤血球が破壊される．また，全身性エリテマトーデスなどの膠原病では，Tリンパ球が関与する⑦_____アレルギーがその機序として働いている．

免疫機能が正常な健康体では問題にもならない微生物などで感染症が発症するものを⑧_____と呼んでいる．先天性免疫不全は，ディジョージ症候群などの⑨_____，ブルートン型無ガンマグロブリン血症などの⑩_____，ADA欠損症などの⑪_____の三つに分けられる．

問12 移植免疫について

①＿＿＿＿＿＿（MHC）は，ほとんどの脊椎動物に存在する細胞表面の自己と非自己を区別する目印であり，ヒトでは②＿＿＿＿＿＿（HLA）とも呼ばれている．これにはクラスI（A，B，C抗原）とクラスII（HLA-DR，HLA-DQ，HLA-DP）の二つのタイプがあり，クラスIは，自己と非自己を区別する目印としてほとんどすべての③＿＿＿＿＿と血小板の表面上に発現されている．クラスIIは，④＿＿＿＿＿＿や樹状細胞などの⑤＿＿＿＿＿＿の表面上に発現しており，微生物などの異物の抗原を自己のリンパ球に知らせるために働いている．

一卵性双生児以外の血縁者や非血縁者からの移植の場合には，⑥＿＿＿＿を異物と認識して⑦＿＿＿＿＿を起こす可能性がある．しかし最近では，⑧＿＿＿＿＿の進歩によって，その影響は低下してきている．

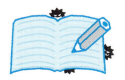

第8章　炎　症

✳ おさえておきたい炎症

Memo

問1 微生物の感染とそれに対する免疫応答の結果，組織にもたらされる変化は何か

（　　　　　　　　　　　　　　　　　　　）

問2 炎症の特徴の一つで，血管の拡張によって起きる症状は何か

（　　　　　　　　　　　　　　　　　　　）

問3 炎症の特徴の一つで，血流の増大によって起こる症状は何か

（　　　　　　　　　　　　　　　　　　　）

問4 炎症の特徴の一つで，血管の透過性亢進によって起こる症状は何か

（　　　　　　　　　　　　　　　　　　　）

問5 炎症の特徴の一つで，圧迫とブラディキニンによって起こる症状は何か

（　　　　　　　　　　　　　　　　　　　）

問6 誤っているのはどれか

（　）1．肺に細菌が侵入すると，肺炎と呼ばれる炎症が惹起される

（　）2．炎症の病理組織学的特徴は，組織間液の増加である

（　）3．ピロリ菌の感染による胃炎も炎症によって発症する

89

第8章 炎　症

Memo

問 7　誤っているのはどれか

（　）1．炎症とは，組織が刺激や損傷を受けたときに起こる一連の病理組織学的変化を指す

（　）2．炎症を起こす刺激としては，細菌やウイルスの感染，外傷などの物理的刺激，放射線や熱など多彩である

（　）3．炎症は組織にダメージをもたらすので起こらないほうが良い

問 8　誤っているのはどれか

（　）1．細菌を貪食したマクロファージから放出されたリゾチームなどの酵素が組織を破壊する

（　）2．血管の透過性が亢進して，組織間に血漿成分が浸出して腫脹をもたらす

（　）3．血管の拡張の結果，局所の発赤が認められる

問 9　誤っているのはどれか

（　）1．炎症部位ではサイトカインが産生され，血管が拡張する

（　）2．組織圧の上昇やヒスタミンの産生によって疼痛がもたらされる

（　）3．炎症部位ではサイトカインによってプロスタグランディンが産生される

問 10　炎症を起こす外因の中の物理的因子は何と何か

（　　　　　　　　　　　　　　　　　　　　　　　　）

問 11　炎症を起こす原因の中の化学物質は何と何か

（　　　　　　　　　　　　　　　　　　　　　　　　）

問 12　炎症を起こす原因の中の内因は何と何か

（　　　　　　　　　　　　　　　　　　　　　　　　）

問 13　炎症部位の血管内皮細胞上に発現し，白血球にブレーキとして働く分子は何か

（　　　　　　　　　　　　　　　　　　　　　　　　）

＊おさえておきたい炎症

Memo

問 14 炎症部位で産生され，白血球の血管外への脱出を誘導する物質は何か

( )

問 15 炎症に関与する細胞の中で細菌を貪食し，急性炎症初期に最も多く存在する細胞は何か

( )

問 16 炎症に関与する細胞の中でヒスタミンを分泌する細胞は何か

( )

問 17 炎症に関与する細胞の中で寄生虫感染に関与する細胞は何か

( )

問 18 炎症に関与する細胞の中で組織ではマクロファージに分化する細胞は何か

( )

問 19 炎症に関与する細胞の中でマクロファージの分裂異常によって多核となった細胞は何か

( )

問 20 炎症に関与する細胞の中でウイルス感染における主な炎症細胞は何か

( )

問 21 正しいのはどれか

( ) 1. 温熱，寒冷などの物理的因子は炎症の原因とならない

( ) 2. ウイルスや細菌などの感染性因子は炎症の原因となる

( ) 3. すべての炎症は外因性の刺激が原因となっている

第8章 炎　症

Memo

問 22 誤っているのはどれか

( ) 1. 局所の細胞障害が起こると，ヒスタミンなどの化学物質が放出され，血管の拡張や血流のうっ滞などが起こり，発赤や熱感などの症状が出る

( ) 2. ヒスタミンなどの化学物質によって血管透過性の亢進が起こり，血漿が漏れ出てきて，腫脹をもたらす

( ) 3. 細菌感染の場合には，早期にマクロファージが進出してきて細菌を貪食する

問 23 誤っているのはどれか

( ) 1. 炎症部位の血管内皮細胞でのみ発現する接着分子がある

( ) 2. 炎症部位でのみ分泌されるケモカインによって好中球表面の接着分子が発現誘導される

( ) 3. 炎症部位で産生されるケモカインによって好中球は炎症部位の血管に集まってくる

問 24 正しいのはどれか

( ) 1. 顆粒球と単球の二つを白血球と呼ぶ

( ) 2. 顆粒球には顆粒の種類によって好中球，好酸球，好塩基球がある

( ) 3. 好中球は炎症後期に増加する

問 25 誤っているのはどれか

( ) 1. 好酸球は寄生虫感染において働く炎症細胞である

( ) 2. 好塩基球はプロスタグランディンを放出する

( ) 3. 単球は，組織へ移動したあとでマクロファージに分化する

問 26 炎症が収まった後，組織の修復のために線維芽細胞の増殖と血管形成が起こって形成される組織は何か

(　　　　　　　　　　　　　　　　　　　　　　)

＊おさえておきたい炎症

Memo

問27 急性炎症で組織破壊が強く，好中球の死がいからなる黄色の膿がたまることを何と呼ぶか

(   )

問28 有害刺激を取り除くことができない場合には，炎症が遷延してリンパ球を中心とした炎症が遷延する．この遷延した炎症を何と呼ぶか

(   )

問29 炎症の原因となる異物を排除できない場合に，組織内に閉じ込めようとする反応の結果できる慢性の炎症を，何と呼ぶか

(   )

問30 結核や梅毒は，何性の炎症か

(   )

問31 結核の肉芽腫で認められる多角の巨大な細胞は何か

(   )

問32 結核の肉芽腫で認められるマクロファージが上皮細胞様に変化した細胞は何か

(   )

問33 結核の肉芽腫では中心部が壊死するが，この壊死を何と呼ぶか

(   )

問34 炎症を起こす感染が起こって2～3時間後に増加してくる細胞は何か

(   )

問35 炎症において脳の発熱中枢を刺激して発熱を誘導するものは何か

(   )

第8章 炎　症

Memo

問 36 炎症時に肝臓で産生されるタンパクは何か

（　　　　　　　　　　　　　　　　　　　　　　　）

問 37 炎症時に肝臓で産生されるフィブリノーゲンなどの増加によって亢進する検査を何と呼ぶか

（　　　　　　　　　　　　　　　　　　　　　　　）

問 38 誤っているのはどれか

（　）1. 炎症が治って，組織破壊を修復しようと線維芽細胞の増殖と血管形成によって肉芽組織ができる

（　）2. 好中球の死がいなどでできる膿瘍が形成されることがある

（　）3. 皮下組織の限局性の非化膿性炎症を蜂窩織炎と呼ぶ

問 39 正しいのはどれか

（　）1. 急性炎症では好中球，マクロファージに加えてリンパ球の浸潤が多く認められる

（　）2. 慢性肝炎などの慢性炎症を特異的慢性炎症と呼ぶ

（　）3. 炎症の原因となる異物を排除できない時に，異物を組織内に閉じ込めようとする慢性の炎症が起こるが，これを慢性肉芽腫性炎症と呼ぶ

問 40 誤っているのはどれか

（　）1. 炎症が発症後2〜3時間で白血球が増加する

（　）2. 炎症初期の白血球増加は，骨髄での白血球産生増加による

（　）3. 炎症時には肝臓でCRPが産生されて増加する

✳ 炎症のまとめ

問1 炎症ついて

肺に細菌が侵入して感染症を引き起こすと，①＿＿＿＿＿＿＿の集積と血管内からの②＿＿＿＿＿＿＿の滲出が起こる．そのためX線写真上は白い影が見えるようになり，肺炎を発症したと判断する．病理組織学的には③＿＿＿＿＿と組織間液の増加が目立つ，肺炎と呼ばれる組織像を呈する．

問2 炎症による徴候について

ウイルスや細菌の侵入，放射線照射などによって局所の細胞の破壊が起こると，死んだ細胞や細菌などの処理をする①＿＿＿＿＿＿＿が局所に集積する．また，それが放出するサイトカインなどの②＿＿＿＿＿によって，血管の拡張と血管の③＿＿＿＿＿が起こり，血管内が充血して赤く見えるようになる．これが，④＿＿＿と呼ばれる徴候である．また，血流量の増大に伴って熱感を感じるようになる．これが⑤＿＿＿と呼ばれる徴候である．血管透過性亢進は，血管内からの血漿の滲出を促進して局所の⑥＿＿＿を引き起こすようになり，組織圧の上昇とブラディキニンなどの⑦＿＿＿＿＿によって⑧＿＿＿がもたらされる．このような炎症の4大徴候に⑨＿＿＿＿＿を加えて，炎症の5大徴候と呼ぶこともある．

問3 炎症の原因について

炎症を引き起こす外部からの有害な刺激には，①＿＿＿＿，寒冷，機械的刺激，紫外線などの②＿＿＿＿因子，ウイルス，細菌などの③＿＿＿＿感染，寄生虫に対する④＿＿＿＿反応，腐食剤，酸，アルカリなどの⑤＿＿＿物質などがある．時に，炎症が体内で産生された有害物質によって引き起こされることもある．これには，腎炎でみられる⑥＿＿＿＿＿の沈着や⑦＿＿＿＿＿，結石などの異常代謝物などが挙げられる．

第8章 炎　症

問 4　細胞性免疫について

炎症部位には，血管内にいる好中球を始めとした炎症細胞とも呼ばれる白血球が移動して集積してくる．白血球は，顆粒球，①＿＿＿＿＿，＿＿＿＿＿＿に分けられる．また顆粒球は顆粒の種類によって②＿＿＿＿＿，＿＿＿＿＿，＿＿＿＿＿＿に分けられる．③＿＿＿＿＿は急性炎症初期（24 時間）において局所で最も多く存在する細胞で，化膿菌を活発に貪食するが，細胞内で増殖する病原体には無力である．また，末梢血中に最も多く存在する白血球で，寿命が短く④＿＿＿＿＿程度でしかない．⑤＿＿＿＿＿は，炎症過程の初期においてヒスタミンを放出する．好塩基性に染まる青い顆粒が特徴である．⑥＿＿＿＿＿は，アレルギー反応や寄生虫感染における主な炎症細胞として働いている．末梢血中の⑦＿＿＿は組織に移動した後でマクロファージに分化する．⑧＿＿＿＿＿はウイルス感染における主な炎症細胞で，⑨＿＿＿細胞は形質細胞に分化・成熟することで抗体を産生し液性免疫の主役となり，⑩＿＿＿細胞は細胞性免疫の主役として働いている．

問 5　急性炎症について

急性炎症による組織障害が中等度の場合には，炎症が治ると破壊された組織を修復しようと，①＿＿＿＿＿＿の増殖と血管形成が起こって②＿＿＿＿＿が形成される．最終的には③＿＿＿を残して治癒する．組織破壊が強い場合，好中球の死骸からなる膿が充満した④＿＿＿を形成する場合がある．好中球の反応が悪い場合には，細菌感染が皮下組織に拡大するため，好中球もびまん性に広がって集積しない化膿性炎症を呈することがある．これを⑤＿＿＿＿＿と呼ぶ．有害刺激が繰り返す場合や有害刺激を取り除くことができない場合には，炎症が遷延する．炎症が遷延化すると，⑥＿＿＿＿＿を中心とした特異的免疫応答が活性化して異物を排除しようとする．排除できないと慢性化につながり，これを⑦＿＿＿＿＿と呼ぶ．

問 6　急性炎症と慢性炎症の違いについて

急性炎症は，外部からの侵襲に対して，好中球やマクロファージなどの非特異的防御機構の①＿＿＿＿＿が活性化する．障害を受けた組織や細胞が元どおりになれば，急性炎症は収束に向かい，生体の恒常性を維持することになる．

しかし，貪食細胞によって貪食・分解が困難な異物，②＿＿＿＿＿のように内因性に生成する結晶，局所で持続的に存在してしまう異物などが原因となる場合には，これらの非特異的防御機構では手に負えず，マクロファージなどの非特異的防御機構に加えてリンパ球による特異的免疫応答の③＿＿＿＿＿も活性化される．そうした生体の排除機構によっても排除が不完全な場合に④＿＿＿＿＿となる．

※炎症のまとめ

問7 慢性肉芽腫性炎症について

炎症の原因となる異物を対外に排除できない場合に，その異物を組織内に閉じ込めようとする反応が肉芽腫と呼ばれる塊を形成する①＿＿＿＿＿である．肉芽腫性炎症の代表的疾患として，結核，ハンセン病，梅毒，②＿＿＿＿＿＿＿が知られている．

結核では，マクロファージが融合してできる③＿＿＿＿＿＿＿をまじえた④＿＿＿＿＿の増殖を主体とする特殊な肉芽腫が認められる．リンパ球や形質細胞の浸潤および結合組織性被膜が存在し，結節の中心部には壊死を伴い，⑤＿＿＿＿＿と呼ばれている．このような肉芽腫の形成は，細胞性免疫応答の結果であり，排除されにくい結核菌に対してヘルパーT細胞が活性化して多量のサイトカインを分泌し，キラーTの増殖，Bリンパ球の増殖・分化をもたらす．

第9章 腫瘍

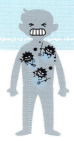

＊おさえておきたい腫瘍

問1 正常細胞の増殖は外から増殖刺激が加わったときだけ起こる．このような外から制御される増殖機構を何というか

（　　　　　　　　　　　　　　　）

問2 がん細胞のように外からの刺激による増殖制御から逸脱している増殖機構を何というか

（　　　　　　　　　　　　　　　）

問3 がん組織中のがん細胞すべてが1個の細胞に由来することを何というか

（　　　　　　　　　　　　　　　）

問4 誤っているのはどれか

（　）1．古くなった血液細胞や消化管粘膜細胞は毎日新しい細胞に置き換わっている
（　）2．がん細胞の世代交代は1～2日である
（　）3．神経細胞や心筋細胞は寿命が長く，新しい細胞に置き換わることはほとんどない

問5 誤っているのはどれか

（　）1．がんとは腫瘍の中で宿主の生命を奪う悪性の腫瘍（悪性腫瘍）を指す
（　）2．腫瘍とは自律的に増殖した組織の塊である
（　）3．腫瘍の出発は2～3個の細胞に由来する多クローン性である

第9章 腫　瘍

Memo

問 6 誤っているのはどれか

（　）1. 赤血球や白血球の寿命は 120 日しかなく，古くなった細胞は壊されるため，新しい細胞で置き換わっている

（　）2. 老化した細胞が死ぬと，死んだ細胞を補充するように増殖因子が産生される

（　）3. 正常細胞の増殖は外からの刺激で制御されている

問 7 誤っているのはどれか

（　）1. 女性の体の細胞は 2 本の X 染色体を持つが，1 本は不活化されている

（　）2. 女性の体の半分は父親由来の X 染色体を使っている細胞と母親由来の X 染色体を使っている細胞がモザイク状に混在している

（　）3. 女性にできるがん組織の細胞は父親由来の X 染色体を使っている細胞と母親由来の X 染色体を使っている細胞がモザイク状に混在している

問 8 悪性腫瘍の境目が不明瞭になる理由は腫瘍細胞が周囲の正常組織に侵出するからであるが，その侵出を何というか

（　　　　　　　　　　　　　　　　　　）

問 9 腫瘍の特徴は，自律性増殖と何か

（　　　　　　　　　　　　　　　　　　）

問 10 上皮細胞由来の悪性腫瘍を何というか

（　　　　　　　　　　　　　　　　　　）

問 11 非上皮細胞由来の悪性腫瘍を何というか

（　　　　　　　　　　　　　　　　　　）

＊おさえておきたい腫瘍

Memo

問 12 誤っているのはどれか

( )　1.　良性腫瘍は異型性が弱い

( )　2.　良性腫瘍では核分裂増が少ない

( )　3.　良性腫瘍は浸潤性に増殖する

問 13 誤っているのはどれか

( )　1.　悪性腫瘍では細胞が不規則な配列を示す

( )　2.　悪性腫瘍では核が大小不同である

( )　3.　悪性腫瘍では核小体が小さい

問 14 正しいのはどれか

( )　1.　良性腫瘍は他律性に増殖する

( )　2.　悪性腫瘍のほとんどは未分化な細胞形態をとる

( )　3.　良性腫瘍は正常細胞と形態が似かよっている

問 15 誤っているのはどれか

( )　1.　表皮や消化管粘膜上皮由来の悪性腫瘍をがん腫と呼ぶ

( )　2.　筋組織，脂肪組織，骨組織などの非上皮由来の悪性腫瘍を肉腫と呼ぶ

( )　3.　がん腫と肉腫では肉腫の方が多い

問 16 誤っているのはどれか

( )　1.　肉腫は 50 歳以下の若年者に多い

( )　2.　がん腫は 50 歳以降の高齢者に多い

( )　3.　がん腫の方が肉腫より転移が早期に起こる

問 17 変異が入るとがん化を引き起こす正常細胞にある遺伝子を何というか

(　　　　　　　　　　　　　　　　　　　　　　　)

問 18 がん細胞にある変異が入ってがん化の原因となった遺伝子を何というか

(　　　　　　　　　　　　　　　　　　　　　　　)

第9章 腫瘍

Memo

問 19 がん細胞には遺伝子異常がつきものであるが，どのような遺伝子に異常が認められるのか，主なものを三つ答えよ

( )

問 20 増殖アクセルの踏みっぱなしは何の活性化によるか

( )

問 21 増殖ブレーキの破壊に繋がるのは何の不活化か

( )

問 22 遺伝子変異を起こす機序の中で1個の核酸の置換や欠失によるメカニズムを何というか

( )

問 23 染色体の一部がちぎれて別の染色体の一部と相互に交換するように移動することを何というか

( )

問 24 細胞が分裂するための細胞周期において，DNAに異常がないかなど，細胞周期を止めて検査する機構を何というか

( )

問 25 DNAからのRNA合成を開始させる因子を何というか

( )

問 26 日本人におけるがんの要因の上位三つは飲酒，感染症と何か

( )

問 27 世界中でがん化を引き起こす感染症の上位三つはピロリ菌，肝炎ウイルスと何か

( )

問 28 正常細胞からがん細胞へと変化する過程で，がんの発生母地となる前段階の組織を何というか

( )

＊おさえておきたい腫瘍

Memo

問29 がんの原発巣から遠隔臓器へ移動することを何というか

（　　　　　　　　　　　　　　　）

問30 がん細胞ががん組織から近いリンパ節に原発巣から移動することを何というか

（　　　　　　　　　　　　　　　）

問31 がん細胞が腹腔内や胸腔内にばらまかれたように広がることを何というか

（　　　　　　　　　　　　　　　）

問32 がんの進行期・末期に栄養障害で痩せ細ることを何というか

（　　　　　　　　　　　　　　　）

問33 誤っているのはどれか

（　）1. 染色体異常や遺伝子異常のないがんも存在する

（　）2. 主な遺伝子異常は，がん遺伝子，がん抑制遺伝子，修復伝子などの特定の遺伝子に認められる

（　）3. 原がん遺伝子の変異によって，がん遺伝子が活性化する

問34 誤っているのはどれか

（　）1. 細胞周期関連遺伝子の変異は増殖サイクルの促進に働いてがん化に寄与する

（　）2. DNAのメチル化はがん遺伝子の活性化につながる

（　）3. アポトーシス関連遺伝子の異常は遺伝子異常の蓄積につながる

問35 誤っているのはどれか

（　）1. テロメラーゼ活性の異常は細胞の不死化を導く

（　）2. がん遺伝子はもともとがんウイルスで見つかったがん化に関与する遺伝子である

（　）3. がんウイルスには細胞の原がん遺伝子が取り込まれた

第9章 腫　瘍

Memo

問 36　誤っているのはどれか

（　）1.　原がん遺伝子に変異が入って，がん化を起こす遺伝子をがん遺伝子と呼ぶ

（　）2.　原がん遺伝子の核酸配列に変異が入って，活性化したタンパクを作るがん遺伝子になることを突然変異と呼ぶ

（　）3.　染色体の一部がちぎれて別の染色体につながることを染色体相互転座と呼ぶ

問 37　誤っているのはどれか

（　）1.　正常細胞では，増殖因子が受容体に結合すると受容体が活性化する

（　）2.　すべてのがん細胞では，増殖因子受容体が常時活性化している

（　）3.　増殖シグナルが常時活性化することががん化のメカニズムである

問 38　正しいのはどれか

（　）1.　正常細胞とがん細胞を融合させると，すべてがん細胞になる

（　）2.　がん抑制遺伝子は細胞周期チェックポイントで細胞周期を進める働きをしている

（　）3.　p53 タンパクは代表的がん抑制遺伝子である

問 39　正しいのはどれか

（　）1.　p53 タンパクはBaxタンパクの転写を促進して細胞周期を止める

（　）2.　DNA修復がうまくいかない場合，p53 タンパクは細胞のアポトーシスを誘導する

（　）3.　p53 タンパクはDNA損傷が入ると転写が促進して増加する

*おさえておきたい腫瘍

Memo

問 40 誤っているのはどれか

( ) 1. 遺伝子異常をもたらす環境要因の中で，職業がんの原因となる化学物質が最初に注目された

( ) 2. 煙突掃除人の陰嚢がんの原因とされたのは，煙突の煤中にあるタールであった

( ) 3. 職業がんの原因となる化学物質は少量の曝露が蓄積して，一般人のがん化に関与している

問 41 正しいのはどれか

( ) 1. 広島・長崎で原爆に被曝した人では，がん発症が約18倍に増加した

( ) 2. 喫煙や大量のアルコール摂取は，被曝線量1000～2000mSに相当する発がんリスク要因となる

( ) 3. 受動喫煙が放射線被曝500～1000mSと同ランクの発がんリスクとなっている

問 42 誤っているのはどれか

( ) 1. 喫煙は日本人の約30%のがんの要因となっている

( ) 2. 日本の健康増進法によって多数の者が使用する施設内での喫煙は禁じられている

( ) 3. 煙草の煙にはおよそ200種類を超える発がん物質が含まれている

問 43 正しいのはどれか

( ) 1. 感染症は日本人の約10%のがんの要因となっている

( ) 2. ピロリ菌感染が胃がんの要因とされている

( ) 3. ヒトパピローマウイルス感染が子宮体がんの要因とされている

問 44 誤っているのはどれか

( ) 1. がんになりやすい体質は遺伝しない

( ) 2. 一卵性双生児のほうが二卵性双生児より同じがんに罹る確率は高い

( ) 3. 網膜芽細胞腫は，RB遺伝子の変異が原因である

第9章 腫 瘍

Memo

問 45 誤っているのはどれか

( ) 1. 白板症は口腔がんの前がん病変である

( ) 2. まだら食道は食道がんの前がん病変である

( ) 3. ボーエン病は骨肉腫の前がん病変である

問 46 誤っているのはどれか

( ) 1. がん細胞は誕生したときに転移浸潤する能力を獲得している

( ) 2. リンパ節に転移するのをリンパ行性転移と呼ぶ

( ) 3. 血液を介して遠隔臓器に転移するのを血行性転移と呼ぶ

問 47 正しいのはどれか

( ) 1. 肉腫では比較的早期にリンパ行性転移をすることが多い

( ) 2. がん腫では血行性転移のほうがリンパ行性転移より多い

( ) 3. リンパ行性転移では近くのリンパ節から同心円状に転移が拡大していく

問 48 誤っているのはどれか

( ) 1. 胸腔内に肺がん細胞がばらまかれるように拡大するのを播種性転移と呼ぶ

( ) 2. 転移は肺, 肝, 骨に多く認められる

( ) 3. がん細胞は転移する際に動脈内に入る

問 49 正しいのはどれか

( ) 1. 消化管のがんは肺に転移することが多い

( ) 2. 前立腺がんは骨に転移することが多い

( ) 3. 肺にできたがんの中では原発性肺がんが最も多い

＊おさえておきたい腫瘍

Memo

問 50 誤っているのはどれか

( ) 1. 消化管のがんでは狭窄や通過障害のため便秘やおう吐などの症状をもたらす
( ) 2. 胆管がんや膵がんでは黄疸を認めることがある
( ) 3. がんの末期状態で全身がやつれてやせ細ってくるのをがん液質と呼ぶ

問 51 腫瘍マーカーの目的は，存在診断，治療効果のモニタリングと何か

(　　　　　　　　　　　　　　　　　　　　　)

問 52 がん胎児性抗原の一つで胃がんや大腸がんで陽性になる腫瘍マーカーは何か

(　　　　　　　　　　　　　　　　　　　　　)

問 53 がん胎児性抗原の一つで肝臓がんで陽性になる腫瘍マーカーは何か

(　　　　　　　　　　　　　　　　　　　　　)

問 54 前立腺から発見されたタンパク質で，前立腺がんに特異的なマーカーは何か

(　　　　　　　　　　　　　　　　　　　　　)

問 55 細胞表面にある糖鎖の一種で膵がんや大腸がんの腫瘍マーカーは何か

(　　　　　　　　　　　　　　　　　　　　　)

問 56 がんの確定診断に使う，喀痰中などの細胞を調べる方法を何というか

(　　　　　　　　　　　　　　　　　　　　　)

問 57 がんの確定診断に使う，生検組織を調べる方法を何というか

(　　　　　　　　　　　　　　　　　　　　　)

第9章 腫　瘍

Memo

問58 がんを完全に取り除く目的で行う手術を何というか

（　　　　　　　　　　　　　　　　　　　　　　　）

問59 何回かに分けて少ない線量の放射線を照射する方法を何というか

（　　　　　　　　　　　　　　　　　　　　　　　）

問60 病巣に多方向から照射してがん細胞に当てる線量だけを上げようとする方法を何というか

（　　　　　　　　　　　　　　　　　　　　　　　）

問61 抗がん剤の主な副作用を三つ答えよ

（　　　　　　　　　　　　　　　　　　　　　　　）

問62 正しいのはどれか

（　）1. 血液や便や尿から検出することでがん細胞の存在を疑う目印となる物質を腫瘍マーカーと呼ぶ

（　）2. 腫瘍マーカーはがんの存在診断に必須である

（　）3. 腫瘍マーカーは治療がうまくいくと必ず下がる

問63 正しいのはどれか

（　）1. 治療によって下がった腫瘍マーカーを定期的に検査すると，再発の監視に使える

（　）2. 胎児には存在したタンパクであるCEAは肝臓がんで上昇する

（　）3. 糖鎖抗原CA19-9は膵がん特異的腫瘍マーカーである

問64 誤っているのはどれか

（　）1. がん胎児性抗原CEAは消化管のがんに特異的である

（　）2. PSAは前立腺がんに特異的な腫瘍マーカーであるが，前立腺肥大でも増加することがある

（　）3. 腫瘍マーカーはがんの再発の監視において画像診断より有効なことがある

＊おさえておきたい腫瘍

Memo

問65 誤っているのはどれか

( ) 1. 消化管のがんでは狭窄や通過障害のため便秘や嘔吐
などの症状をもたらす

( ) 2. 胆管がんや膵臓がんでは黄疸を認めることがある

( ) 3. がんの骨転移では，病的骨折が認められる

問66 誤っているのはどれか

( ) 1. がんは画像診断や腫瘍マーカーで診断可能である

( ) 2. 喀痰細胞診や子宮頸部の擦過細胞診では診断がつか
ないこともある

( ) 3. がん組織の一部を生検で採取し病理組織を顕微鏡で
観察することを病理組織診と呼ぶ

問67 正しいのはどれか

( ) 1. がんの手術療法は，転移する可能性の低い非常に早
期のがんに対しては有効な方法である

( ) 2. 開胸手術などを行うと，術後晩期に無気肺などの合
併症が起こりやすい

( ) 3. 術後出血の恐れがある時には前もって輸血する

問68 誤っているのはどれか

( ) 1. 放射線照射は1回で行うほうが正常組織へのダメー
ジが少ない

( ) 2. 多方向から照射してがん組織の放射線量を増やして
正常組織のダメージを少なくする定位放射線照射が
可能になっている

( ) 3. 重粒子線治療という先進治療も可能になっている

問69 誤っているのはどれか

( ) 1. 抗がん剤開発のきっかけは毒ガスのマスタードガス
であった

( ) 2. がんに特異的に発現している分子を標的とする分子
標的治療薬も開発されている

( ) 3. 抗がん剤は副作用が出ない最小耐用量で使用される

109

第9章 腫 瘍

✳ 腫瘍のまとめ

問 1　腫瘍, 悪性腫瘍の特徴について

腫瘍には二つの重要な特徴がある. 一つは, 「腫瘍とは細胞が①＿＿＿＿に過剰に増殖してできた組織の塊である」ということである. もう一つは, 「原則として単一の細胞に由来する②＿＿＿＿＿＿」ということである.

正常細胞は, 増殖制御機構によりコントロールされているが, 腫瘍細胞はこの制御機構から逸脱し, 自律して③＿＿＿＿できるようになる. 正常細胞の増殖機構は外から制御されているという意味で, ④＿＿＿＿＿と呼んでいる. 一方, がん細胞においては車のアクセルが常にオンになっているか, ブレーキが故障しているため, 外からの刺激がなくても⑤＿＿＿＿が回転して分裂を繰り返す. この状態を⑥＿＿＿＿＿と呼んでいる. ②＿＿＿＿＿とは, がん組織中のすべてのがん細胞が最初は1個の細胞から増殖してきたため, このがん組織中のすべてのがん細胞がこの1個の細胞に由来することを意味する.

問 2　悪性腫瘍と良性腫瘍について

悪性腫瘍では, 遺伝子異常がいくつも蓄積して①＿＿＿する能力まで獲得している. 一方, 良性腫瘍では少なくとも②＿＿＿＿＿能を獲得し, 正常組織の中で塊を形成していく能力はあるものの, 周囲組織への③＿＿＿や, 遠隔臓器に①＿＿＿することもない. また, 正常細胞と同様に, 分裂するたびに④＿＿＿・成熟していくため, 正常細胞との形態の差が少ない. 一方, 悪性腫瘍では, ⑤＿＿＿な細胞形態をとる場合がある. また, 分裂の異常も起こるために多核の細胞など⑥＿＿＿が強くなる.

110

＊腫瘍のまとめ

問3 **上皮性悪性腫瘍と非上皮性腫瘍について**

表皮や消化管，尿路などの内腔を覆う①＿＿＿＿＿，分泌を行う②＿＿＿＿＿や実質臓器は上皮性組織からなり，ここから発生する腫瘍が上皮性腫瘍である．このうち，悪性上皮性腫瘍を③＿＿＿＿という．結合組織，脂肪組織，筋組織などは非上皮性組織であり，ここから発生する腫瘍は非上皮性腫瘍である．このうち，悪性非上皮性腫瘍を④＿＿＿という．どちらも悪性腫瘍であるが，それぞれが異なる特徴を有している．③＿＿＿は，加齢とともに増加してくる悪性腫瘍であり，④＿＿＿に比べて圧倒的に頻度が高い．一方④＿＿＿は，比較的まれな悪性腫瘍であり，若い年齢でも発症するという特徴がある．また，早い段階で転移が認められ，悪性度・予後ともにがん腫より悪い場合が多い．

上皮組織は，細胞の形態によって扁平上皮，移行上皮，基底細胞，⑤＿＿＿＿＿に分けられ，それぞれの細胞由来の良性腫瘍は，⑥＿＿＿＿＿＿，＿＿＿＿＿＿，基底細胞乳頭腫，⑦＿＿＿と呼ばれる．非上皮組織由来の良性腫瘍は，由来する組織によって⑧＿＿＿，平滑筋腫，横紋筋腫などと呼ばれる．上皮性の悪性腫瘍は，⑨＿＿＿をつけて呼ばれ，非上皮性の悪性腫瘍は，④＿＿＿をつけて呼ばれる．

問4 **がん細胞誕生のメカニズムについて**

がん細胞にはすべて遺伝子異常がある．主な遺伝子異常は，特定の遺伝子に認められることが多い．このようなことから，がんは遺伝子病と考えられるようになっている．①＿＿＿＿＿の活性化は，増殖アクセルの常時オンにつながり，②＿＿＿＿＿＿＿の不活化は，増殖ブレーキの破壊につながり，③＿＿＿＿＿＿＿＿＿の異常も細胞周期の停止が起こらずに増殖サイクルの促進につながって，自律増殖能の獲得に寄与する．DNA④＿＿＿＿＿はDNAにメチル基を結合させて，RNAの転写を抑制するが，②＿＿＿＿＿＿の不活化につながっている．⑤＿＿＿＿＿＿機構の異常は，遺伝子異常の入った細胞の細胞死抑制を介して遺伝子異常の蓄積につながり，DNA⑥＿＿＿＿＿の異常も，遺伝子異常の蓄積につながる．⑦＿＿＿＿＿＿活性の異常は，細胞の不死化を導く．

111

第9章 腫 瘍

問5 遺伝子異常の原因について

DNAの複製に関与する①_____酵素タンパクにもミスを犯す可能性がある．このミス自体が，がん化過程においてもベースとなる遺伝子異常を引き起こす原因となっている可能性がある．

広島・長崎で1000〜2000mSの放射線を被曝した人では，②____倍がん発症が増加した．そして注目すべきは③____や大量の④_____摂取がこの放射線被曝と同ランクの発がんリスク要因となっていることである．また，受動喫煙単独で，放射線被曝500〜1000mSと同ランクの⑤____リスクとなっている．

問6 転移について

がんの最大の特徴として浸潤・①____がある．正常の細胞は，臓器を越えて他臓器に移動することはない．がん細胞では，多数の②_____が蓄積することによって，発生由来臓器から他臓器に移動することもある．がんの転移様式には，③_____，血行性転移，④_____の3種類がある．血行性転移は，がんの原発巣に形成されてくる脆弱な⑤____内に侵入したがん細胞が，血流に乗って他臓器に移動する．⑥____では進行するにつれて血行性転移が多くなるが，⑦____では比較的早期に血行性転移をすることが多い．

③_____は，がんの原発巣に形成されてくる脆弱な⑧____内に侵入し，がん組織から近いリンパ節に移動して増殖を始める．がん腫では初めに⑨_____することが多く，がん組織から近いリンパ節から⑩____状に転移巣が拡大していく．

④_____は，例えば，肺の末梢に形成された肺がんが，胸膜をつき破って胸腔内にばらまかれたり，胃がんや大腸がんが，漿膜を突き破って⑪____内にばらまかれることでがん細胞が他部位に着床し増殖を始める．

問7 手術の合併症について

治癒を目指すためには，できるだけ大きく切り取る方が良いことから，切除範囲を拡大する方向で手術療法は発展してきた．しかし切除範囲を大きくすれば，根治性が高くはなるが，手術時間の延長による①____や臓器の②_____，術後の③____や術後出血など様々な合併症の増加や手術の安全性を損なうことになる．

術後の合併症としては，④____，術後出血，③_____は，手術に共通した合併症で，術後早期に認められるので術後の慎重な観察が必要になる．

問8 腫瘍マーカーについて

がんは正常細胞ではなく異常な細胞ゆえに，正常細胞とは異なる目印となる物質をつくる．そして，その物質を生検組織や①＿＿＿，尿，便から検出することで，がんの存在，②＿＿＿や広がり，治療の効果予測，効果判定，③＿＿＿＿＿＿に役立たせている．このようながん細胞の目印となる物質を腫瘍マーカーと呼ぶ．

抗がん剤や放射線照射などの治療によってがんが小さくなった場合，腫瘍マーカーの値が④＿＿＿するので，治療がうまくいっているのかどうかの判定に使用される．また，治療によって正常値となった腫瘍マーカーが，再発に伴い再び⑤＿＿＿するのを監視することで，再発を早期に発見して，早期に治療を開始できるようになる．

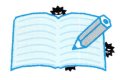

病理学きほんノート　　　　　　　　　　　　　　　　©2018
　　　　　　　　　　定価（本体1,600円＋税）

2018年8月1日　1版1刷

著　者　小　林　正　伸
　　　　　　こ　ばやし　まさ　のぶ

発行者　株式会社　南　山　堂

代表者　鈴　木　幹　太

〒113-0034　東京都文京区湯島4丁目1-11
TEL 編集(03)5689-7850・営業(03)5689-7855
　　　振替口座　00110-5-6338

ISBN 978-4-525-15171-3　　　　　　Printed in Japan

本書を無断で複写複製することは，著作者および出版社の権利の侵害となります．
JCOPY ＜(社)出版者著作権管理機構 委託出版物＞
本書の無断複写は著作権法上での例外を除き禁じられています．複写される場合は，
そのつど事前に，(社)出版者著作権管理機構（電話 03-3513-6969，FAX 03-3513-6979，
e-mail: info@jcopy.or.jp）の許諾を得てください．

スキャン，デジタルデータ化などの複製行為を無断で行うことは，著作権法上での
限られた例外（私的使用のための複製など）を除き禁じられています．業務目的での
複製行為は使用範囲が内部的であっても違法となり，また私的使用のためであっても
代行業者等の第三者に依頼して複製行為を行うことは違法となります．

病理学きほんノート

解答と解説編

第1章　細胞の異常

第1章　細胞の異常

✱おさえておきたい細胞の異常

問1　[答] DNA

問2　[答] 細胞内小器官

問3　[答] ミトコンドリア

問4　[答] 脂質二重膜

問5　[答] 2．エネルギー産生は粗面小胞体がになっている

問6　[答] 1．細胞核には44本の常染色体と2本の性染色体がある

解説　1組23本の染色体におけるヒトの2本鎖DNAには約30億個の塩基対が並んでおり，そのなかには約3万個の遺伝子が存在している．

問7　[答] 3．染色体は分裂期になると見えなくなる

問8　[答] 2．細胞膜にはさまざまな物質を通過させるタンパクが貫通している

解説　細胞膜は脂質二重膜からできており，水様性の物質（糖やアミノ酸，電解質など）が細胞内外を行き来するためには特別の出入り口を使わなければならない．どのような物質でも細胞内外へ自由に出入りできるわけではない．

問9　[答] 細胞傷害

問10　[答] 細胞死

問11　[答] 萎縮

問12　[答] 肥大

問13　[答] 過形成

問14　[答] 変性

問15　[答] 転移性（異所性）石灰化

問16　[答] 異栄養性石灰化

問17　[答] 化生

問18　[答] 膜タンパク

問19　[答] ネクローシス

問20　[答] アポトーシス

問21　[答] 3．毒物に暴露されると適応できずに必ず細胞死する

問22　[答] 3．酸素欠乏は細胞傷害をもたらすが，これを物理的傷害と呼ぶ

問23　[答] 1．慢性胃炎では胃粘膜の一部が腸上皮化生を起こす

問24　[答] 2．無重力下で生活しても筋肉の変化は認められない

問25　[答] 1．副腎皮質ホルモン（ステロイド）の長期投与でも副腎には影響はない

問26　[答] 1．筋萎縮性側索硬化症では著明な筋萎縮が認められる

問27　[答] 1．カルシウムの血中濃度が高くなると，腎臓などにカルシウムが沈着することがある

解説　脂肪肝は，中性脂肪の沈着である．

問28　[答] 3．高血圧症では血管内皮細胞の肥大によって動脈硬化症になりやすい

問29　[答] 3．アルコール中毒では，肝細胞内にコレステロールが沈着する

病理学きほんノート　解答集

問30 ［答］3. 細胞内への脂肪沈着は，ミトコンドリアのエネルギー代謝の阻害が原因である

問31 ［答］3. 心筋梗塞を引き起こすのは心筋細胞の集団的な壊死（ネクローシス）による

解説　心筋梗塞は，血栓が形成されて動脈の流れが遮断されることが原因である.

問32 ［答］2. 抗がん剤による細胞死はアポトーシスによるものではない

問33 ［答］新陳代謝

問34 ［答］ヘイフリックの限界

問35 ［答］テロメア

問36 ［答］組織幹細胞

問37 ［答］増殖因子

問38 ［答］再生

問39 ［答］創傷

問40 ［答］1. 赤血球には寿命があって，およそ30日である

問41 ［答］2. 正常の細胞は老化しても死ぬことはない

問42 ［答］2. 正常の細胞の分裂回数には限界がある

問43 ［答］1. 老化した細胞にはDNA損傷や機能しないタンパクなどが蓄積している

問44 ［答］2. 受精卵細胞の染色体は23本である

問45 ［答］3. 受精卵細胞は体全体を作る能力を持ち，全能性幹細胞と呼ばれる

問46 ［答］2. 増殖因子は一定濃度で産生されている

問47 ［答］3. ある特定の増殖因子受容体は，多くの異なる細胞に幅広く存在している

問48 ［答］2. 中枢神経細胞は再生しない

問49 ［答］2. 脳という臓器は神経細胞だけで成り立っている

問50 ［答］1. 肝炎ウイルスは多種類の臓器の細胞に感染するが，肝臓だけで病気を発症させる

＊細胞の異常のまとめ

問1 ①60兆　②細胞膜　③核　④細胞内小器官　⑤ミトコンドリア　⑥粗面小胞体　⑦滑面小胞体

問2 ①デオキシリボ核酸　②ヒストン　③染色体

問3 ①核酸　②1本鎖DNA　③2本鎖DNA　④30億　⑤3万　⑥アミノ酸配列

問4 ①脂質二重膜　②能動的　③タンパク　④膜タンパク　⑤ミトコンドリア

問5 ①適応反応　②萎縮　③肥大　④過形成　⑤可逆性傷害　⑥不可逆性傷害

問6 ①代謝　②変性　③細胞水腫　④イオン輸送タンパク　⑤脂肪沈着　⑥中性脂肪　⑦転移性(異所性)石灰化　⑧異栄養性石灰沈着　⑨化生　⑩扁平上皮細胞

問7 ①壊死　②ネクローシス　③アポトーシス

2

第2章　先天異常

| 問 8 | ①老化　　②エラー仮説
③遺伝的プログラム説 |

| 問 9 | ①老化　　②細胞増殖停止　　③細胞死
④分裂可能　　⑤寿命　　⑥限界
⑦テロメア　　⑧短く　　⑨テロメラーゼ
⑩遺伝的プログラム |

| 問10 | ①多分化能　　②自己複製能
③全能性幹細胞　　④組織幹細胞
⑤造血幹細胞 |

| 問11 | ①新陳代謝　　②生理的再生
③不完全再生　　④再生能力　　⑤低い |

| 問12 | ①60兆　　②機能分化　　③粘膜上皮細胞
④結合組織　　⑤線維芽細胞
⑥コラーゲン　　⑦筋肉組織
⑧神経組織 |

第2章　先天異常

＊おさえておきたい先天異常

問 1　[答] 減数分裂

問 2　[答] タンパク合成の設計図

問 3　[答] 形質

問 4　[答] 対立遺伝子

問 5　[答] 遺伝子型

問 6　[答] 優性遺伝子

問 7　[答] 劣性遺伝子

問 8　[答] 量的形質

問 9　[答] 1. 男性は44本の常染色体とX染色体とY染色体を有する

問10　[答] 2. 同じ遺伝子の母親由来と父親由来の遺伝子のどちらも必ずタンパクを作る

問11　[答] 2. 形質は一つの遺伝子によって決まる

問12　[答] 3. 知能は一つの遺伝子によって決まる

問13　[答] 3. 遺伝子型 AO は O 型になる

問14　[答] 3. 目の色が青色になる形質はメンデル遺伝する

問15　[答] 2. 皮膚の色は一つの遺伝子によって決まる

問16　[答] 先天異常

問17　[答] 出生前診断

問18　[答] 環境要因

問19　[答] 器官形成期

問20　[答] 妊娠 4 ～ 7 週目

問21　[答] 催奇形因子

問22　[答] 奇形

問23　[答] 3. 親から子へ先天異常は必ず遺伝する

病理学きほんノート　解答集

問24 [答] 2. 妊娠中に放射線を浴びると先天異常の子が誕生する可能性がある

解説　妊娠8〜12週目に風疹ウイルスに感染すると先天異常の危険が高まる.

問25 [答] 2. 染色体異常が2番目に多い原因である

問26 [答] 3. 母親のアルコール依存症は先天異常の原因にはならない

問27 [答] 3. 口唇・口蓋裂は高頻度に認められる先天異常である

解説　心房中隔欠損症が多い

問28 [答] 3. 日本ではダウン症候群の発生率が低下している

問29 [答] 21トリソミー

問30 [答] 47XXY

問31 [答] 男性型

問32 [答] 45X

問33 [答] 女性型

問34 [答] 保因者

問35 [答] 神経線維腫症Ⅰ型

問36 [答] 50

問37 [答] 1. フェニルケトン尿症

問38 [答] 25

問39 [答] 有

問40 [答] 2. 血友病

問41 [答] 男性

問42 [答] 有

問43 [答] サリドマイド

問44 [答] 2. クラインフェルター症候群の核型は47XYY である

問45 [答] 3. ダウン症の染色体異常は21番染色体のトリソミーが多い

問46 [答] 2. 常染色体劣性遺伝では，両親ともに1個の異常遺伝子を保有している場合，病気は子の50%に発症する

問47 [答] 3. X染色体のある劣性遺伝子は一つあると女性で発症する

問48 [答] 1. 常染色体優性遺伝の代表的疾患は神経線維腫症である

解説　両親のどちらかが病気であれば，子に発症する確率は50%である.

問49 [答] 2. 両親のうちどちらかが保因者であれば子の発症確率は25%である

問50 [答] 2. 病気の父親と健常者の母親の間に生まれた子は必ず病気になる

＊先天異常のまとめ

問1 ①46　②44　③2　④1　⑤22　⑥X　⑦Y

問2 ①遺伝子　②メンデル

問3 ①1　②対立遺伝子　③遺伝子型　④優性　⑤劣性

問4 ①機能的　②2　③出生前　④染色体　⑤遺伝子　⑥代謝異常　⑦4

第3章　循環障害

問5　①常染色体　　②性染色体
　　　③常染色体性優性遺伝
　　　④X染色体連鎖劣性遺伝

問6　①21　　②出産　　③高齢出産

問7　①X　　②Y　　③47XXY　　④XXY
　　　⑤45X

問8　①メンデルの法則　　②環境因子

問9　①優性　　②四肢骨格　　③1　　④50

問10　①2　　②1　　③25
　　　④フェニルケトン尿症　　⑤チロシン
　　　⑥マススクリーニング

問11　①X染色体　　②男性　　③血友病
　　　④50

第3章　循環障害

＊おさえておきたい循環障害

問1　[答]　体循環

問2　[答]　肺循環

問3　[答]　右心房

問4　[答]　左心房

問5　[答]　収縮期血圧

問6　[答]　拡張期血圧

問7　[答]　筋肉

問8　[答]　微小循環

問9　[答]　膠質浸透圧

問10　[答]　門脈

問11　[答]　2．左心室から肺に血液が送られる

問12　[答]　3．肺循環の役割は，二酸化炭素の排
　　　　　出と酸素の取り込みにある

> **解説**　1回の収縮で左心室から送り出される血液量は約70mLである．1分間に約70回心臓が収縮するので，70×70で4,900mL，約5Lの血液が1分間に全身に送られる計算になる．

問13　[答]　3．心臓の拡張期には血液の流れは止
　　　　　まる

問14　[答]　2．血管には動脈と静脈がある

問15　[答]　2．心臓の押し出した力は静脈血の流
　　　　　れにも関係する

問16　[答]　3．膠質浸透圧とは，電解質の濃度の
　　　　　高いほうへ半透膜を通して液体が
　　　　　移動することをいう

問17　[答]　3．肝臓の血液供給は門脈と肝動脈の
　　　　　二つが半分ずつ行っている

問18　[答]　2．口腔内で吸収された薬物も肝臓を
　　　　　経由してから全身に回る

問19　[答]　出血

問20　[答]　止血

問21　[答]　紫斑

問22　[答]　点状出血

問23　[答]　血小板

問24　[答]　凝固因子

問25 [答] 凝集

問26 [答] 組織因子

問27 [答] コラーゲン

問28 [答] アンチトロンビンⅢ

問29 [答] 線溶系

問30 [答] 点状出血と斑状出血

問31 [答] 肝臓

問32 [答] 血友病

問33 [答] 壊血病

問34 [答] 血栓

問35 [答] アテローム性動脈硬化症（粥状硬化症）

問36 [答] 細小動脈硬化症

問37 [答] 虚血

問38 [答] 梗塞

問39 [答] 労作性狭心症

問40 [答] うっ血

問41 [答] うっ血性心不全

問42 [答] 浮腫

問43 [答] ショック

問44 [答] 神経原性ショック

問45 [答] 敗血症性ショック

問46 [答] アナフィラキシーショック

問47 [答] 1. 血管に傷がついて出血すると，血液を固めて出血を止めるシステムが働く

問48 [答] 3. 紫色の斑点が皮膚に出現するのを紫斑と呼ぶ

問49 [答] 2. 各凝固因子が混じり合って血液が凝固する

問50 [答] 2. 形成された凝固血を溶解する線溶系も用意されている

問51 [答] 1. 血小板の異常によって関節腔内などの血腫が頻繁に起きる

問52 [答] 2. 血友病では第Ⅶ因子もしくは第Ⅷ因子の欠乏のため出血しやすくなる

問53 [答] 1. 血小板数の正常値は 15 万〜 35 万 /μL である

> **解 説** 血小板数の正常値は 15 万〜 35 万/μL で，10 万/μL 未満になると出血の恐れがある.

問54 [答] 3. アテローム性動脈硬化症では中性脂肪の沈着によってアテロームが形成される

問55 [答] 2. 冠動脈の 25 ％以下の狭窄しかなくても血栓が形成されて心筋梗塞になることがある

問56 [答] 3. 右心不全ではまず肺水腫になる

問57 [答] 1. アナフィラキシーショックは薬剤などに対する遅延型アレルギー反応によって発症する

問58 [答] 3. 敗血症性ショックとは，グラム陽性球菌のエンドトキシンが原因となる

第4章　代謝異常

問59 ［答］1. 高血圧症では，動脈硬化を促進して脳卒中や心筋梗塞などの発症リスクとなる

解説 日本高血圧学会では，収縮期血圧 140 mmHg 以上もしくは拡張期血圧 90 mmHg 以上を「高血圧」と定義している．

問60 ［答］1. 親が高血圧であることは子の高血圧症発症には影響しない

問61 ［答］2. 高血圧症では頭痛などの自覚症状を必ず伴う

✱ 循環障害のまとめ

問1 ①心房　②心室　③左心室　④右心房　⑤体循環　⑥右心室　⑦左心房　⑧肺循環

問2 ①血栓　②エコノミークラス症候群　③筋肉

問3 ①血管内圧　②膠質浸透圧　③微小循環　④酸素

問4 ①門脈　②肝臓　③肝静脈　④肝動脈

問5 ①止血　②血小板　③一次止血　④組織因子　⑤凝固　⑥血栓　⑦二次止血

問6 ①フィブリン　②第 XIII　③第 III　④第 VIII　⑤第 IX

問7 ①15 万　②10 万　③5 万　④1 万

問8 ①播種性血管内凝固症候群　②傷害　③凝集　④活性化　⑤LDLコレステロール　⑥泡沫細胞　⑦アテローム性動脈硬化症　⑧深部静脈血栓症　⑨うっ滞　⑩カスケード

問9 ①血管内圧　②膠質浸透圧　③増加　④減少

問10 ①神経原性　②循環血液量減少性　③敗血症性　④エンドトキシン　⑤アナフィラキシー　⑥ウォーム

問11 ①140 mmHg　②90 mmHg　③本態性高血圧症　④2 次性高血圧症　⑤動脈硬化症　⑥心筋梗塞　⑦脳梗塞

第4章　代謝異常

✱ おさえておきたい代謝異常

問1 ［答］動的平衡（ホメオスタシス）

問2 ［答］物質代謝

問3 ［答］エネルギー代謝

問4 ［答］異化

問5 ［答］同化

問6 ［答］2. 低分子物質から高分子物質を合成するなどの物質の変換を物質代謝と呼ぶ

問7 ［答］1. 同化とは，外部から取り入れた高分子量の有機物や無機物を水やアンモニアなどの単純な物質に分解して，その過程でエネルギーを得る反応である

問8 ［答］糖質

病理学きほんノート　解答集

問9　[答] 2. アミノ酸

問10　[答] 糖新生

問11　[答] インスリン

問12　[答] ストレスホルモン

問13　[答] 解糖系経路

問14　[答] 細胞内へのグルコース運搬の刺激

問15　[答] エネルギー産生

問16　[答] 浸透圧

問17　[答] 糖化

問18　[答] I 型糖尿病

問19　[答] II 型糖尿病

問20　[答] 浸透圧利尿

問21　[答] 糖尿病網膜症

問22　[答] 糖尿病腎症

問23　[答] 糖尿病神経障害

問24　[答] 2. 肝臓でグリコーゲンが分解されてグルコースになることを糖新生と呼ぶ

問25　[答] 3. アドレナリンは安静時に血糖値を下げる働きをする

問26　[答] 1. 糖尿病ではインスリンの分泌低下が必ずある

問27　[答] 2. 糖尿病ではエネルギー産生の低下のため各種の細胞機能が低下する

問28　[答] 1. 糖尿病では全身の細胞がエネルギー不足状態となる

問29　[答] 3. II 型糖尿病では遺伝的素因と生活習慣の乱れが原因で若年者に発症する

問30　[答] 3. 尿糖陽性となると尿量が増加するが，浸透圧利尿のためである

解説　血糖値が 160 〜 180 mg/dL 以上になると，腎尿細管ですべての糖を再吸収できず，尿中に糖が排泄されるようになる (尿糖).

問31　[答] 2. 糖尿病で大血管に障害が起こると糖尿病腎症や糖尿病網膜症が発症する

問32　[答] 2. 糖尿病神経障害は晩期に認められる

問33　[答] コレステロール，リン脂質，中性脂肪，遊離脂肪酸

問34　[答] コレステロール，リン脂質

問35　[答] アポリポタンパク

問36　[答] カイロミクロン

問37　[答] 超低比重リポタンパク (VLDL)，低比重リポタンパク (LDL)

問38　[答] 高比重リポタンパク (HDL)

問39　[答] トリグリセライド

問40　[答] 中性脂肪

問41　[答] 脂質異常症

問42　[答] アテローム性動脈硬化症 (粥状硬化症)

問43　[答] 2. 細胞膜の成分として使われるのはコレステロールである

問44　[答] 2. LDL は細胞膜やホルモンを構成する構造脂質として使われる. そのため LDL コレステロールは善玉コレステロールと呼ばれる

第4章　代謝異常

問45　[答] 3. アルコールの過剰摂取でも脂肪肝となる

問46　[答] 3. コレステロールを多く含む食品の過剰摂取が原因で脂質異常症が発症する

問47　[答] 1. ほとんどの肥満は原発性肥満で，生活習慣の乱れが原因と考えられる

解説　BMI ≧ 25 かつ CT で測定した内臓脂肪面積が ≧ 100 cm² を有する場合を肥満症と定義している．

問48　[答] 尿酸

問49　[答] 痛風結節

問50　[答] カルシウム

問51　[答] 副甲状腺ホルモン（PTH）

問52　[答] ビタミン D

問53　[答] 3. 尿酸が皮膚下に析出する痛風結節は痛みが強い

問54　[答] 2. 静的状態にある細胞内のカルシウム濃度は血漿中の 1/10 以下に維持されており，細胞の活性化が起こる時に，一過性のカルシウム濃度上昇が起こる

問55　[答] 2. カルシトニンは甲状腺から分泌され，カルシウムの骨からの溶出を刺激する

問56　[答] 2. ビタミン D は骨へのカルシウム沈着に働く

問57　[答] 3. 高カルシウム血症に伴うカルシウム沈着を，異栄養性石灰化と呼ぶ

解説　高カルシウム血症に伴うカルシウム沈着を転移性石灰化と呼ぶ．

＊代謝異常のまとめ

問1　①ホメオスタシス　②物質　③エネルギー　④異化　⑤同化

問2　①グルコース　②グリコーゲン　③中性脂肪　④糖新生　⑤グルココルチコイド，グルカゴン　⑥ストレスホルモン

問3　①グルコース　②グリコーゲン　③解糖系経路　④TCA

問4　①糖化　②糖尿病網膜症　③糖尿病腎症　④動脈硬化症　⑤末梢神経障害　⑥糖尿病神経障害

問5　①中性脂肪　②脂肪肝　③アルコール

問6　①原発性　②2 次性　③25　④100

問7　①細動脈硬化症　②アテローム性動脈硬化（粥状硬化症）　③LDL　④泡沫細胞　⑤プラーク　⑥粥状

問8　①アデニン，グアニン，チミン，シトシン　②アデニン，グアニン，ウラシル，シトシン　③アデニン　④グアニン　⑤プリン体　⑥尿酸　⑦痛風結節　⑧痛風

問9　①電解質　②1000　③細胞内小器官　④10.0　⑤タンパク　⑥イオン化カルシウム

問10　①ビタミン D　②カルシトニン　③骨　④尿細管　⑤腸管　⑥骨軟化症　⑦くる病

問11　①12　②がん　③骨転移　④転移性（異所性）石灰化　⑤8.5　⑥テタニー

病理学きほんノート　解答集

第5章　老　化

✳おさえておきたい老化

問1 [答] ヘイフリックの限界

問2 [答] テロメア

問3 [答] テロメラーゼ

問4 [答] 遺伝性早老症

問5 [答] 2．老化と加齢は同じことである

問6 [答] 1．多細胞生物は同様の寿命を持った各種機能分化した細胞の集まりで，細胞の寿命によって生命体の寿命も決まる

問7 [答] 1．ヘイフリックは正常細胞の分裂可能回数には，10数回という限界があることを見出した

問8 [答] 3．すべての正常細胞の寿命はテロメアとヘイフリックの限界で説明可能である

問9 [答] 3．加齢に伴って心筋組織のポンプ機能は低下する

問10 [答] 3．分裂しない細胞は老化しない

問11 [答] 反応速度と作業効率

問12 [答] 心臓弁膜症

問13 [答] 脚ブロック

問14 [答] 肺胞

問15 [答] 気管支

問16 [答] 150

問17 [答] ネフロン

問18 [答] レニン・アンギオテンシン・アルドステロン系

問19 [答] エストロゲン

問20 [答] 老眼，白内障

問21 [答] 2．加齢に伴い知的能力も早い時期から低下する

問22 [答] 2．血管は内膜，中膜，外膜の3層からなるが，中膜にある平滑筋内のコラーゲンの減少や内膜の肥厚，石灰化などの変化によって血管の弾性が失われてくる

問23 [答] 3．老人性肺気腫になると肺胞の面積が大きくなり，酸素と二酸化炭素の交換がうまくいかなくなる

問24 [答] 1．腎臓の働きの一つとしてビタミンDの産生がある

問25 [答] 3．60歳ころには，膝関節，股関節，肘関節および手指の関節にリウマチが認められる

解説　関節腔内に水がたまったりするようになり，60歳ころには，膝関節，股関節，肘関節および手指関節で変形性関節症が認められるといわれている．

✳老化のまとめ

問1 ①生活習慣病　②老化　③加齢

問2 ①機能分化　②不老不死　③多様性

10

第6章　感染と感染症

| 問3 | ①線維芽細胞　②ヘイフリック　③50　④増殖因子 |

| 問7 | ①肺胞　②気管支　③圧迫　④小さく |

| 問4 | ①造血組織　②中枢神経　③組織幹細胞　④造血幹細胞　⑤ポンプ機能　⑥記憶能 |

| 問8 | ①糸球体　②ネフロン　③150　④老廃物　⑤腎血流量　⑥レニン・アンギオテンシン |

| 問5 | ①思考力　②安定　③低下　④伝達　⑤反応速度　⑥短期記憶　⑦知的能力 |

| 問9 | ①40　②30　③骨粗しょう症　④エストロゲン　⑤軟骨　⑥変形性関節症 |

| 問6 | ①リポフスチン　②コラーゲン　③心不全　④弁　⑤心臓弁膜症　⑥房室ブロック |

第6章　感染と感染症

＊おさえておきたい感染と感染症

問1　[答] 顕性感染

問2　[答] 不顕性感染

問3　[答] 薬剤耐性菌

問4　[答] 再興感染症

問5　[答] 新興感染症

解説　重症急性呼吸器症候群(SARS)は新興感染症. 結核は再興感染症である.

問6　[答] 院内感染

問7　[答] 2. 微生物が侵入しても発病しないことを顕性感染と呼ぶ

問8　[答] 1. 感染症は外来でよく見る疾患の中では頻度が高くない

問9　[答] 2. 交通手段の発達などで，ある地域に限定していた感染症が世界中に広まることがあり，このような新しく認められる病気を新興感染症と呼ぶ

問10　[答] 1. 既知の感染症で，既に公衆衛生上の問題とならない程度までに患者が減少していたが，再び流行し始め，患者数が増加したものを再興感染症と呼ぶ

問11　[答] 2. 結核は現在も著明に増加している新興感染症である

問12　[答] 病原体

問13　[答] 侵襲性，毒力，増殖性

問14　[答] 抵抗力

問15　[答] 原核生物

問16　[答] 真核生物

問17　[答] 常在菌叢

問18　[答] 胃酸

問19　[答] レンサ球菌

問20　[答] 3. 微生物の病原性は増殖性と毒力によって決まる

11

病理学きほんノート　解答集

問21　[答] 3.　微生物は病原性微生物と非病原性微生物に明確に分けられる

問22　[答] 3.　ウイルスは生きるためのタンパクを欠如しており，無生物に近い

解説　細菌の平均的な大きさは，1mm の 1/1,000 である 1μm，ウイルスはその 1/10 ～ 1/100〔0.1 ～ 0.01 μm ＝ 100 ～ 10 nm〕程度の大きさである.

問23　[答] 3.　真核生物は多細胞生物である原虫と真菌に分けられる

問24　[答] 3.　感染症で見られる症状は感染そのものがもたらしたものである

問25　[答] 3.　口腔内の細菌は主にブドウ球菌で占められている

問26　[答] 3.　大腸内の細菌叢は菌種として 1000 以上，100 兆個もある

問27　[答] 3.　腸内細菌叢の菌種は年齢によって変化し，高齢者では乳酸菌などが増加する

問28　[答] 免疫

問29　[答] ワクチン

問30　[答] 自然免疫

問31　[答] マクロファージ，好中球

問32　[答] NK 細胞

問33　[答] 液性免疫

問34　[答] 抗原提示

問35　[答] B リンパ球

問36　[答] 1.　自然免疫は進化の過程の後期になって作られた

問37　[答] 3.　非特異的防御機構の働きによって発赤，腫脹などの炎症反応が起こる

問38　[答] 1.　マクロファージや好中球は侵入した微生物を取り込んで抗原をリンパ球に提示する

問39　[答] 3.　B リンパ球は骨（Bone）で成長し，抗体を産生する

問40　[答] 水平感染

問41　[答] 垂直感染

問42　[答] 経胎盤感染

問43　[答] 経産道感染

問44　[答] 母乳感染

問45　[答] 接触感染

問46　[答] 飛沫感染

問47　[答] 空気感染

問48　[答] 媒介動物感染

問49　[答] 2.　感染しているが症状のない保菌者には，感染後症状が出るまでの潜伏期保菌者と健康保菌者の 2 種類がある

解説　保菌者には，感染後症状が出るまでの潜伏期保菌者，発病後症状がよくなったが病原体が残っている病後保菌者，感染しても症状を示さず，健康にみえる健康保菌者の 3 種類がいる.

問50　[答] 1.　病原体の感染から症状が出現するまでの期間を潜伏期と呼ぶが，ほぼ数日間である

12

第7章　免疫と免疫異常

✳感染と感染症のまとめ

問1 ①病原微生物　②不顕性感染　③顕性感染　④感染症　⑤潜伏期

問2 ①風土病　②新興感染症　③再興感染症

問3 ①薬剤耐性菌　②集団感染

問4 ①病原体　②病原性　③宿主　④侵襲性，毒力，増殖性　⑤侵襲性　⑥毒力　⑦増殖性　⑧抵抗力　⑨非病原性　⑩免疫力

問5 ①真核生物　②原核生物，ウイルス，プリオン　③ウイルス　④原核生物　⑤細菌　⑥真菌

問6 ①粘膜　②常在微生物叢　③細菌　④口腔　⑤大腸　⑥重層扁平上皮

問7 ①呼吸器　②酵素　③自然免疫

問8 ①自然免疫　②獲得免疫　③液性免疫　④細胞性免疫　⑤マクロファージ　⑥Tリンパ球　⑦抗原提示　⑧ヘルパーT細胞　⑨形質細胞　⑩キラーT細胞

問9 ①水平感染　②垂直感染　③接触感染　④飛沫感染　⑤空気感染　⑥媒介物感染　⑦媒介動物感染

第7章　## 免疫と免疫異常

✳おさえておきたい免疫と免疫異常

問1 ［答］マクロファージ

問2 ［答］サイトカイン

問3 ［答］プロスタグランディン

問4 ［答］IL-2（interleukin-2）

問5 ［答］アレルギー反応

問6 ［答］ABO血液型

問7 ［答］主要組織適合抗原

問8 ［答］受動免疫

問9 ［答］能動免疫

問10 ［答］抗原提示細胞

問11 ［答］重鎖

問12 ［答］IgG

問13 ［答］IgM

問14 ［答］IgA

問15 ［答］2. インフルエンザウイルスの一部を皮下に接種することをインフルエンザワクチン接種と呼ぶ

問16 ［答］3. ウイルスを貪食して活性化したマクロファージなどがT細胞に抗原を提示する

13

病理学きほんノート　解答集

問17 [答] 3. 特定の抗原に対して過剰に反応する現象をアレルギー反応と呼んでいる

解 説　蚊は血液を吸う際に抗凝血作用物質を含む唾液を注入する．この唾液がB細胞によるIgE抗体の産生を誘導し，産生されたIgE抗体が肥満細胞に結合してヒスタミンを分泌させる．

問18 [答] 2. 異なる血液型の輸血は安全である

問19 [答] 2. 臓器移植は主要組織適合抗原を合わせれば，キラーT細胞によって攻撃されない

問20 [答] 3. インターフェロンはウイルスに対して獲得免疫として働いている

問21 [答] 3. 抗血清を注入する治療法を能動免疫と呼ぶ

問22 [答] 1. 抗原提示細胞は異物のタンパクなどの抗原をβ細胞に教えている

問23 [答] 2. 1回目の異物の侵入によって産生される2量体の免疫グロブリンはIgMである

問24 [答] I型アレルギー

問25 [答] IgE

問26 [答] II型アレルギー

問27 [答] III型アレルギー

問28 [答] IV型アレルギー

問29 [答] ツベルクリン反応

問30 [答] V型アレルギー

問31 [答] バセドウ病

問32 [答] 2. 肥満細胞からの顆粒の放出に伴ってヒスタミンなどの化学物質が血管を拡張させる

解 説　花粉症やアレルギー性鼻炎は，I型アレルギーである．

問33 [答] 2. 異型輸血の赤血球破壊はII型アレルギーの機序によって起こる

問34 [答] 2. 抗原抗体複合物，補体，マクロファージが関与する

問35 [答] 3. IV型アレルギーは液性免疫が関与している

問36 [答] 2. バセドウ病の発症にV型アレルギーが関与している

問37 [答] 3. 侵入した細菌が抗体で破壊されるメカニズムはII型アレルギーとは違う

問38 [答] 抑制性T細胞

問39 [答] 臓器特異的自己免疫疾患

問40 [答] フィブリノイド変性

問41 [答] 1. 自己の細胞に反応するTリンパ球は破壊されてなくなっている

問42 [答] 3. 膠原病では，II型アレルギーの機序で膠原線維のフィブリノイド変性が起こる

問43 [答] 日和見感染症

問44 [答] 細胞性免疫不全症

問45 [答] 液性免疫不全症

問46 [答] 複合型免疫不全症

問47 [答] 主要組織適合抗原

問48 [答] 移植片対宿主反応

第8章　炎症

問49 ［答］3. ADA 欠損症は複合型免疫不全症である

解説 ディジョージ症候群は細胞性免疫不全症である.

問50 ［答］2. 主要組織適合抗原のクラス II はすべての細胞に発現している

✳免疫と免疫異常のまとめ

問1 ①疫病を免れる　②自然　③獲得
④マクロファージ　⑤サイトカイン
⑥プロスタグランディン
⑦インターロイキン-2
⑧キラーリンパ球

問2 ①IgE　②肥満細胞　③ヒスタミン
④免疫応答　⑤I 型アレルギー反応

問3 ①ABO 血液型　②A　③B　④異物
⑤主要組織適合抗原　⑥免疫抑制剤

問4 ①非特異的免疫応答　②自然免疫
③特異的免疫応答機構　④獲得免疫
⑤インターフェロン　⑥マクロファージ
⑦好中球　⑧NK細胞　⑨液性免疫
⑩細胞性免疫　⑪免疫グロブリン
⑫形質細胞

問5 ①抗原提示細胞　②主要組織適合抗原
③ヘルパー T 細胞
④インターロイキン-2　⑤キラー T 細胞

問6 ①免疫グロブリン　②可変領域
③重鎖　④軽鎖　⑤IgG　⑥21
⑦IgM　⑧5 量体　⑨IgA　⑩2 量体
⑪IgE　⑫IgD

問7 ①気管支喘息　②蕁麻疹　③IgE
④肥満細胞　⑤ヒスタミン　⑥発赤

問8 ①細胞障害　②自己免疫性溶血性貧血
③特発性血小板減少性紫斑病

問9 ①抗体　②複合体　③補体
④好中球　⑤溶連菌　⑥活性化

問10 ①ヘルパー T 細胞　②リンフォカイン
③キラー T 細胞　④肉芽腫
⑤ツベルクリン　⑥遅延型アレルギー

問11 ①自己抗原　②抑制性 T 細胞
③フィブリノイド変性　④膠原病
⑤自己免疫性溶血性貧血　⑥II 型
⑦IV 型　⑧日和見感染症
⑨細胞性免疫不全症　⑩液性免疫不全症
⑪複合型免疫不全症

問12 ①主要組織適合抗原　②ヒト白血球抗原
③有核細胞　④マクロファージ
⑤抗原提示細胞　⑥移植片
⑦拒絶反応　⑧免疫抑制剤

第8章　炎　症

✳おさえておきたい炎症

問1 ［答］炎症

問2 ［答］発赤

問3 ［答］発熱

問4 ［答］腫脹

問5 ［答］疼痛

問6 ［答］2. 炎症の病理組織学的特徴は, 組織間液の増加である

病理学きほんノート　解答集

問7 [答] 3. 炎症は組織にダメージをもたらすので起こらないほうが良い

問8 [答] 1. 細菌を貪食したマクロファージから放出されたリゾチームなどの酵素が組織を破壊する

問9 [答] 2. 組織圧の上昇やヒスタミンの産生によって疼痛がもたらされる

問10 [答] 温熱，寒冷

問11 [答] 酸，アルカリ

問12 [答] 免疫複合体，尿酸

問13 [答] 接着分子

問14 [答] ケモカイン

問15 [答] 好中球

問16 [答] 好塩基球

問17 [答] 好酸球

問18 [答] 単球

問19 [答] 多核巨細胞

問20 [答] リンパ球

問21 [答] 2. ウイルスや細菌などの感染性因子は炎症の原因となる

解説　外因性の刺激による炎症以外にも，体内で産生された有害物質（内因）によって引き起こされることもある．内因には，免疫複合体の沈着や尿酸結晶，結石などの異常代謝物などがあげられる．

問22 [答] 3. 細菌感染の場合には，早期にマクロファージが進出してきて細菌を貪食する

問23 [答] 3. 炎症部位で産生されるケモカインによって好中球は炎症部位の血管に集まってくる

問24 [答] 2. 顆粒球には顆粒の種類によって好中球，好酸球，好塩基球がある

解説　好中球は，炎症初期に増加する．

問25 [答] 2. 好塩基球はプロスタグランディンを放出する

問26 [答] 肉芽組織

問27 [答] 膿瘍

問28 [答] 慢性炎症

問29 [答] 慢性肉芽腫性炎症

問30 [答] 肉芽腫性炎症

問31 [答] ラングハンス巨細胞

問32 [答] 類上皮細胞

問33 [答] 乾酪壊死

問34 [答] 白血球

問35 [答] プロスタグランディン

問36 [答] CRP

問37 [答] 赤沈

問38 [答] 3. 皮下組織の限局性の非化膿性炎症を蜂窩織炎と呼ぶ

問39 [答] 3. 炎症の原因となる異物を排除できない時に，異物を組織内に閉じ込めようとする慢性の炎症が起こるが，これを慢性肉芽腫性炎症と呼ぶ

問40 [答] 2. 炎症初期の白血球増加は，骨髄での白血球産生増加による

16

第9章　腫　瘍

✳炎症のまとめ

問1 ①免疫担当細胞　②血漿成分
③細胞浸潤

問2 ①マクロファージ　②活性物質
③透過性亢進　④発赤　⑤発熱
⑥腫脹　⑦化学物質　⑧疼痛
⑨機能障害

問3 ①温熱　②物理的　③微生物
④過敏性　⑤化学　⑥免疫複合体
⑦尿酸結晶

問4 ①単球，リンパ球
②好中球，好酸球，好塩基球　③好中球
④半日　⑤好塩基球　⑥好酸球
⑦単球　⑧リンパ球　⑨β　⑩T

問5 ①線維芽細胞　②肉芽組織　③瘢痕
④膿瘍　⑤蜂窩織炎　⑥リンパ球
⑦慢性炎症

問6 ①自然免疫　②尿酸結晶　③獲得免疫
④慢性炎症

問7 ①結節性病変　②サルコイドーシス
③ラングハンス巨細胞　④類上皮細胞
⑤乾酪壊死

第9章　腫　瘍

✳おさえておきたい腫瘍

問1 ［答］他律性増殖

問2 ［答］自律性増殖

問3 ［答］単クローン性

問4 ［答］2. がん細胞の世代交代は1〜2日である

問5 ［答］3. 腫瘍の出発は2〜3個の細胞に由来する多クローン性である

問6 ［答］1. 赤血球や白血球の寿命は120日しかなく，古くなった細胞は壊されるため，新しい細胞で置き換わっている

問7 ［答］3. 女性にできるがん組織の細胞は父親由来のX染色体を使っている細胞と母親由来のX染色体を使っている細胞がモザイク状に混在している

問8 ［答］浸潤

問9 ［答］単クローン性

問10 ［答］がん腫

問11 ［答］肉腫

問12 ［答］3. 良性腫瘍は浸潤性に増殖する

問13 ［答］3. 悪性腫瘍では核小体が小さい

問14 ［答］3. 良性腫瘍は正常細胞と形態が似かよっている

問15 ［答］3. がん腫と肉腫では肉腫の方が多い

問16 ［答］3. がん腫の方が肉腫より転移が早期に起こる

問17 ［答］原がん遺伝子

病理学きほんノート　解答集

問18 [答] がん遺伝子

問19 [答] がん遺伝子，がん抑制遺伝子，修復遺伝子

問20 [答] がん遺伝子

問21 [答] がん抑制遺伝子

問22 [答] 点突然変異

問23 [答] 染色体相互転座

問24 [答] 細胞周期チェックポイント

問25 [答] 転写因子

問26 [答] 喫煙

問27 [答] ヒトパピローマウイルス

問28 [答] 前がん病変

問29 [答] 転移

問30 [答] リンパ行性転移

問31 [答] 播種性転移

問32 [答] 悪液質

問33 [答] 1．染色体異常や遺伝子異常のないがんも存在する

問34 [答] 2．DNA のメチル化はがん遺伝子の活性化につながる

問35 [答] 3．がんウイルスには細胞の原がん遺伝子が取り込まれた

問36 [答] 3．染色体の一部がちぎれて別の染色体につながることを染色体相互転座と呼ぶ

問37 [答] 2．すべてのがん細胞では，増殖因子受容体が常時活性化している

問38 [答] 3．p53 タンパクは代表的がん抑制遺伝子である

解 説　がん抑制遺伝子は，細胞周期を止める働きをする．

問39 [答] 2．DNA 修復がうまくいかない場合，p53 タンパクは細胞のアポトーシスを誘導する

問40 [答] 3．職業がんの原因となる化学物質は少量の曝露が蓄積して，一般人のがん化に関与している

問41 [答] 2．喫煙や大量のアルコール摂取は，被曝線量 1000 〜 2000mS に相当する発がんリスク要因となる

問42 [答] 2．日本の健康増進法によって多数の者が使用する施設内での喫煙は禁じられている

問43 [答] 2．ピロリ菌感染が胃がんの要因とされている

問44 [答] 1．がんになりやすい体質は遺伝しない

問45 [答] 3．ボーエン病は骨肉腫の前がん病変である

問46 [答] 1．がん細胞は誕生したときに転移浸潤する能力を獲得している

問47 [答] 3．リンパ行性転移では近くのリンパ節から同心円状に転移が拡大していく

問48 [答] 3．がん細胞は転移する際に動脈内に入る

問49 [答] 2．前立腺がんは骨に転移することが多い

第9章　腫瘍

問50 ［答］3. がんの末期状態で全身がやつれて やせ細ってくるのをがん液質と 呼ぶ

問51 ［答］再発の監視

問52 ［答］CEA

問53 ［答］AFP

問54 ［答］PSA

問55 ［答］CA19-9

問56 ［答］細胞診

問57 ［答］病理組織診

問58 ［答］根治手術

問59 ［答］分割照射

問60 ［答］定位放射線照射

問61 ［答］消化器症状，骨髄抑制，脱毛

問62 ［答］1. 血液や便や尿から検出することで がん細胞の存在を疑う目印となる 物質を腫瘍マーカーと呼ぶ

解説 腫瘍マーカーは，「癌の存在診断」「治療効果のモニタリング」「再発の監視」であり，補助的な役割である.

問63 ［答］1. 治療によって下がった腫瘍マーカーを定期的に検査すると，再発の監視に使える

問64 ［答］1. がん胎児性抗原 CEA は消化管の がんに特異的である

問65 ［答］2. 胆管がんや膵臓がんでは黄疸を認 めることがある

問66 ［答］1. がんは画像診断や腫瘍マーカーで 診断可能である

問67 ［答］1. がんの手術療法は，転移する可能 性の低い非常に早期のがんに対し ては有効な方法である

問68 ［答］1. 放射線照射は1回で行うほうが正 常組織へのダメージが少ない

問69 ［答］3. 抗がん剤は副作用が出ない最小耐 用量で使用される

✳ 腫瘍のまとめ

問1 ①自律的　②単クローン性　③増殖 ④他律性増殖　⑤細胞周期 ⑥自律性増殖

問2 ①転移　②自律性増殖　③浸潤 ④分化　⑤未分化　⑥異型性

問3 ①粘膜上皮　②腺組織　③がん腫 ④肉腫　⑤円柱上皮 ⑥扁平上皮乳頭腫，移行上皮乳頭腫 ⑦腺腫　⑧線維腫　⑨がん

問4 ①がん遺伝子　②がん抑制遺伝子 ③細胞周期関連遺伝子　④メチル化 ⑤アポトーシス　⑥修復酵素 ⑦テロメラーゼ

問5 ①DNA ポリメラーゼ　②1.8　③喫煙 ④アルコール　⑤肺がん

問6 ①転移　②遺伝子異常 ③リンパ行性転移　④播種性転移 ⑤新生血管　⑥がん腫　⑦肉腫 ⑧リンパ管　⑨リンパ節転移 ⑩同心円　⑪腹腔

問7 ①肺合併症　②機能障害　③縫合不全 ④無気肺

問8 ①血液　②種類　③再発の監視 ④低下　⑤上昇